HYGIÈNE DU VISAGE

FORMULAIRE COSMÉTIQUE

ET ESTHÉTIQUE

OUVRAGES DU MÊME AUTEUR

Les maladies du cuir chevelu. 3e *édition*, 1916, 1 vol. in-16
de 96 pages avec 19 figures (*Actualités médicales*).... 2 fr. 50

Hygiène du visage. Cosmétique, esthétique et massage, 2e *édition*, 1915, 1 vol. in-16 de 70 pages avec 14 figures (*Actualités
médicales*)................................. 2 fr. 50

L'Ultra-Microscope dans le diagnostic clinique au laboratoire
et dans l'enseignement : Cinématographie et projections. 3e *édition*. 1923, 1 vol. in-16 de 80 pages avec 42 figures (*Actualités
médicales*). .... *Sous presse*

Guide pratique du diagnostic de la syphilis, Clinique,
Méthodes de laboratoire, Ultra-microscopie, Bactériologie, His-
tologie, Inoculation, Sérodiagnostic. 1 vol. in-16. *En préparation*

HYGIÈNE DU VISAGE

FORMULAIRE COSMÉTIQUE
ET ESTHÉTIQUE

PAR

Le Docteur Paul GASTOU

ANCIEN CHEF DU CLINIQUE A LA FACULTÉ DE MÉDECINE DE PARIS
CHEF DE LABORATOIRE CENTRAL DE L'HÔPITAL ST-LOUIS

Deuxième édition
Avec figures dans le texte

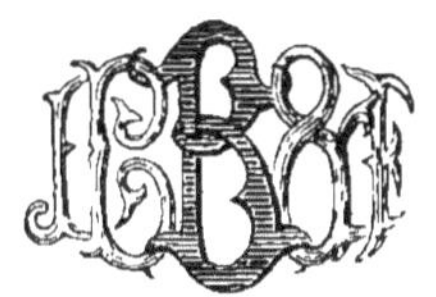

PARIS
LIBRAIRIE J.-B. BAILLIÈRE et FILS
19, RUE HAUTEFEUILLE, 19

—

1923

PRÉFACE

Écrire un formulaire cosmétique et esthétique, est-ce chose facile? Pour qui l'écrire? Est-il donc si nécessaire de se servir de cosmétiques?

Telles sont les questions que je me posais lorsqu'il y a sept ans je commençais à consulter quelques documents sur la cosmétique, la toilette, l'art de plaire et la beauté.

Depuis, combien ai-je lu de livres qui, à travers les siècles, m'ont montré qu'auteurs folâtres ou graves savants n'ont pas craint de s'occuper de la beauté de la femme.

En général, ceux qui écrivent, que ce soient des romanciers ou des médecins, le font le plus souvent pour un milieu spécial; ils décrivent la psychologie, ou les soins de beauté de la femme du monde, et leur livre ne s'adresse pas à la femme en général.

Or la femme, qu'elle vive dans le luxe mondain, qu'elle soit petite bourgeoise ou mère de famille, qu'elle vive de son travail, patronne ou ouvrière, a toujours le besoin de plaire et quelquefois a le devoir de conserver sa beauté et sa jeunesse.

Ce livre est écrit pour toutes les femmes, afin que, dans leurs préoccupations, il y ait toujours le désir d'être jolies et de ne pas vieillir.

Que la femme consacre près du tiers de sa journée ou une heure à sa toilette, peu importe le temps; l'essentiel est qu'elle songe à rester femme et qu'elle soit pour l'homme un repos dans la fatigue, un rayon de beauté dans les réalités pénibles et grossières de la vie.

Je ne discute pas s'il faut user de cosmétiques ; je dirai simplement ceci :

N'en mettez jamais si vous êtes jeune, si vous avez un visage frais et agréable, un joli teint.

Mettez-en toujours si la nature n'a pas été généreuse envers vous.

Mettez-en quand c'est nécessaire : chaque fois que l'air, le soleil, une cause quelconque risquera d'abîmer votre visage, de vous enlaidir ou de vous vieillir.

Et, pour vous convaincre, je laisse la parole à quelques-uns de ceux, qui, quittant leurs travaux arides, ont célébré la beauté de la femme et ont proclamé sa nécessité,

APHORISMES **DU BIBLIOPHILE JACOB.**

1° Une jolie femme qui devient laide, n'est-ce pas là une question infiniment plus déplorable qu'un changement de ministère ?

2° Qu'est-ce une femme, bon Dieu ! lorsque n'étant plus jeune, elle n'est pas belle encore.

3° Je soutiens qu'une femme peut être belle par delà la cinquantaine.

4° Notre époque est remplie de prévisions et de libéralité.

Elle s'occupe de l'amélioration des races chevalines.

Elle s'inquiète de l'amaigrissement des bœufs et de la dépopulation des bergeries.

Elle propage et perfectionne l'incubation des poulets.

Elle daigne jeter un regard paternel sur les vers à soie.

Elle se passionne pour la pêche de la morue, pour la destruction des chenilles et pour l'institution des caisses d'épargne.

Mais notre époque à brevets d'inventions n'a pas pensé que la beauté des femmes valût la peine d'être encouragée et protégée à l'instar de la culture du mûrier ou de la garance.

Nous avons quantité de prix et de médailles pour récompenser la vertu et la multiplier par l'émulation, mais il n'existe pas une académie qui osât mettre la beauté au concours, comme dans l'ancienne Grèce, où l'on divinisait la femme en choisissant des modèles humains pour la Vénus de Praxitèle.

5° La beauté des femmes n'est-elle pas plus utile et plus rare que la beauté des chevaux?

6° On dirait en vérité que ce n'est plus rien que d'être belle.

7° Une femme qui tient à être belle, disait la charmante et spirituelle comtesse Regnault de Saint-Jean-d'Angély, ne doit aimer, haïr, pleurer et rire qu'à moitié, car tout cela plisse horriblement.

8° Aussi je n'ai, hélas! le moindre moyen de réparer des ans l'irréparable outrage et de réssusciter ce qui n'est plus. Il s'agit de conserver, de maintenir et d'éterniser ce qui est.

(*Les Secrets de Beauté de Diane de Poitiers*,
Bibliophile Jacob, 1859.)

9° Un beau visage est le plus beau de tous les spectacles

(La Bruyère, t. I, Éd. 1769.)

Dr GASTOU.

FORMULAIRE
COSMÉTIQUE ET ESTHÉTIQUE

INTRODUCTION

La cosmétique est l'art de conserver et d'embellir le visage pour en rendre l'esthétique agréable; elle est une des manifestations de l'art de plaire; son but est en particulier la beauté du visage.

La cosmétique a existé de tout temps, et, à certaines époques de l'histoire, elle a joué un rôle considérable.

La cosmétique est une science complexe; elle utilise dans ses préparations des produits à actions variables, à constitution compliquée, dont le médecin doit connaître les propriétés et le pharmacien la composition.

Certaines préparations cosmétiques sont dangereuses; il en est d'indifférentes; quelques-unes sont utiles.

Il est en effet des peaux pour lesquelles l'usage des cosmétiques devient presque une nécessité et supplée à leurs qualités défectueuses ou à leur mauvais fonctionnement.

La composition du cosmétique idéal devrait donc

toujours être basée sur la qualité de la peau, sur le fonctionnement de ses glandes, en particulier sur les sécrétions sudorales et sébacées et leurs réactions chimiques.

En pratique, ces conditions deviennent trop difficiles à réaliser, et la cosmétique tient compte surtout de la carnation du teint, de l'état gras ou sec de la peau.

La condition essentielle que doit réaliser tout cosmétique sera de n'être ni toxique ni irritant.

Cette condition ne peut exister dans la plupart des teintures, dans certains fards, surtout dans les produits dits épilatoires.

Il est bon de mettre en garde contre l'emploi de certains cosmétiques, qui sont catalogués d'après la loi sous le nom de *produits hygiéniques*. La plupart d'entre eux sont des produits de composition secrète, dont l'emploi donne lieu très souvent à des maladies du visage, à des éruptions plus ou moins généralisées, quelquefois même à des empoisonnements aigus ou chroniques : ceci en particulier pour les teintures à base d'aniline, de paraphénylène-diamine ou de sels de plomb.

A l'emploi des cosmétiques se rattachent des questions médico-légales, des procès en dommages-intérêts, auxquels le médecin doit s'intéresser et dont il doit prendre garde afin de les éviter, une condamnation pécuniaire en résultant presque toujours.

La cosmétique intéressant à la fois le médecin, le pharmacien et les parfumeurs, il m'a paru nécessaire, pour mener à bien ce livre, de m'entourer de toutes les compétences.

M. le Dr Portes, pharmacien en chef de l'hôpital

Saint-Louis; M. Guillot, pharmacien et expert chimiste, avec lequel nous avons étudié et composé de nombreuses formules; M. Pépin, dont l'expérience cosmétique est très étendue : m'ont été d'une grande aide pour l'étude des cosmétiques pharmacologiques.

J'ai mis à contribution la grande expérience de M. Cerbelaud, dont le livre, intitulé *Formulaire des principales spécialités de parfumerie et de pharmacie*, contient des renseignements sur la constitution et la composition de nombreuses spécialités cosmétiques.

Enfin, pour la parfumerie proprement dite, j'ai trouvé en mon ami M. Coty, qui a fait de l'art de la parfumerie une véritable science, de nombreux renseignements techniques et pratiques, dont mes lecteurs tireront le plus grand profit.

CONSIDÉRATIONS GÉNÉRALES SUR LES COSMÉTIQUES.

QUALITÉ. — MODE D'ACTION. — PRÉPARATION. DIVISION EN COSMÉTIQUES DE MÉNAGE, DE PHARMACIE, DE PARFUMERIE.

Pour obtenir des cosmétiques non irritants pour la peau, la condition essentielle est d'avoir des produits purs et de premier choix ; par suite, l'*alcool*, les *corps gras*, les *parfums*, étant à la base de la plupart des cosmétiques, doivent être soumis à un contrôle rigoureux.

L'*alcool* a une action différente suivant son degré. Il faut, en général, employer des alcools de degrés bas et en faire un usage modéré. L'alcool congestionne, dessèche et fait peler la peau s'il est employé trop souvent ou à un degré trop fort.

L'alcool sert pour la préparation des eaux de toilette, des vinaigres aromatiques, des lotions et de la plupart des compositions avec lesquelles on se nettoie le visage. Dans ces compositions, il entre des sels ou des acides contenant des cristaux microscopiques; ce sont là encore des irritants pour la peau.

Si les eaux de toilette sont composées de parfums de mauvaise qualité, la peau en souffre. Ainsi, dans certaines eaux de Cologne, l'introduction de la vanilline, de l'héliotropine, des muscs artificiels donne des parfums attrayants, mais dessèche la peau, occasionne des brûlures et des démangeaisons (Coty).

Certaines vaselines et corps gras minéraux déterminent à la longue la flaccidité et le relâchement des tissus.

Les cosmétiques solides et surtout les crèmes doivent toujours être employés fraîchement préparés. Il faut se défier des fraudes dans la confection des pâtes, en particulier des pâtes d'amandes amères (Coty). Enfin un des cosmétiques d'usage habituel, la poudre de riz, déjà nuisible en ce qu'elle obstrue les orifices des glandes de la peau, est rendue plus nuisible encore par l'emploi dans sa composition de substances pulvérulentes toxiques.

En dehors des grandes maisons de parfumerie, la composition et la préparation de certains cosmétiques devraient toujours être soumises à un contrôle rigoureux.

Les cosmétiques peuvent être, au point de vue de leur origine, divisés en trois catégories :

1° Les cosmétiques de ménage ;

2° Les cosmétiques de pharmacien ;

3° Les cosmétiques de parfumerie.

1° COSMÉTIQUES DE MÉNAGE.

Les *cosmétiques de ménage* sont des recettes le plus souvent empiriques, dont l'usage a confirmé les bons effets ; leur composition se transmet d'une personne à l'autre. Il arrive très souvent que ces cosmétiques, bons pour certaines peaux, sont des plus mauvais pour d'autres.

Voici deux exemples de cosmétiques de ménage dont les recettes m'ont été transmises par une amie, actrice de talent, Mme Mea, qui en use pour le maquillage au théâtre.

Codl-Cream.

Prendre :

Axonge	500 grammes.
Blanc de baleine	0^{gr},30
Cire vierge	0^{gr},30

Faire fondre ces trois substances dans un récipient (de préférence en porcelaine) en ajoutant de l'eau bouillante. Agiter ; laisser refroidir ; recommencer deux fois cette opération ; jeter l'eau ; ensuite battre le mélange en versant peu à peu et l'un après l'autre :

40 centimes de benjoin.
40   —   de glycérine neutre.
30   —   d'eau de rose.
On parfume à volonté.

Skin-Food américain.

Vaseline blanche	420 grammes.
Paraffine	30 —
Lanoline	120 —
Eau	180 —
Vanilline	0^{gr},50
Alcool à 90°	Q. S.

Faire fondre la paraffine à chaud ; ajouter en mélangeant la vaseline et la lanoline. Mettre le tout dans un mortier chaud et y incorporer l'eau en tournant constamment. Dès que le mélange commence à se refroidir, ajouter la vaseline dissoute dans un peu d'alcool.

Fluide lénitif de James.

Eau de rose	20 grammes.
Eau de fleurs d'oranger	20 —
Glycérine neutre	20 —

Il suffit d'ajouter au mélange des deux eaux, la glycérine.

Voici encore une recette recueillie dans un journal de beauté.

Pour les taches rouges du visage.

Prendre quatre à cinq fleurs de nénuphar blanc; les faire bouillir dans un verre d'eau; laisser réduire; passer et ajouter un verre à liqueur d'alcool camphré. Plusieurs fois par jour, lotionner les taches rouges ou plaques de couperose avec cette eau. La rougeur s'effacera peu à peu et, avant deux semaines, aura complètement disparu.

Ce sont ces recettes qui ont été l'origine de la parfumerie. Il est curieux d'en trouver au xv⁰ et au xvi⁰ siècle, dont quelques-unes sont encore reproduites par les livres de beauté contemporains.

Les secrets pour embellir, mélangés à des formules de remèdes, à des recettes culinaires, formaient des ouvrages fort curieux.

Dans le *Recueil de secrets*, divisé en deux parties, la première concernant *la conservation de la santé et de la beauté*, la seconde concernant *les arts et les maladies des animaux* (à Toulouse, chez la veuve J.-J. Boude, 1698), se trouve une recette qui est encore reproduite de nos jours :

Recette de l'eau de la Reyne de Hongrie. — « En la cité de Bude, au royaume de Hongrie, s'est trouvée écrite la présente récepte dans les Heures de la Sérénissime princesse Donna Izabella, Reyne de Hongrie :

« Moy Dona Izabella Reyne d'Hongrie, âgée de « soixante et douze ans, infirme de membres et gouteuse, « ay uzé un an entier de la présente recepte laquelle me « donna un hermite que je n'avais jamais veu, et n'ay

« sceu voir depuis, qui fit tant effet sur moy, qu'à même
« temps je gueris et recouvray les forces, en sorte que
« paroissant belle à un chacun, le Roy de Pologne me
« voulut épouser, ce que je refusay pour l'amour de
« Notre-Seigneur Jésus-Christ, croyant qu'elle m'avoit
« esté donnée par un ange. »

« Prenez de l'eau-de-vie distillée, quatre fois
30 onces ; fleurs de romarin 20 onces ; mettez tout
dans un vase bien bouché l'espace de cinquante heures ;
puis distillez dans un alambic au bain-marie et en
prenez le matin une fois la semaine un dragme
avec quelque autre liqueur ou boisson, ou bien avec de
la viande et en laver le visage tous les matins et en
frotteriez le mal des membres infirmes.

« Ce remède renouvelle les forces, fait bon esprit,
nettoye les moelles, fortifie les esprits de la vie en
leur nouvelle opération, restitue la vue et la conserve
en longue vie ; elle est excellente pour l'estomac et
pour la poitrine, s'en frottant par-dessus quand on
se sert de ce remède, il ne faut pas le faire chauffer. »

Dans un petit ouvrage plein d'un charme enfantin
rappelant les *Contes des Mille et une Nuits*, on
trouve également des recettes employées de nos jours.
Cet ouvrage en deux volumes date de 1754 ; il est
intitulé : *Étrennes pour les Dames ; Abdeker ou
l'Art de conserver la Beauté.*

J'y copie les recettes suivantes :

Eau excellente contre la couperose. — Prendre alun
de glace en poudre une livre ; jus de pourpier, de
plantin et de verjus, de chaque une chopine environ,
vingt jaunes d'œufs. Battre bien le tout ensemble et
le faire distiller. Cette eau est très bonne encore contre
toutes sortes de démangeaisons et d'ébullitions du sang.

Eau pour les boutons du visage. — Envelopper du

salpêtre dans un nouet de linge bien fin, le laissei
tremper quelque temps dans de l'eau claire ; ensuite
toucher les boutons avec cette eau.

Recette excellente pour déhâler le teint. — Prendre
un demi-septier de lait, prendre dedans un peu de jus
de citron, ajouter une cuillerée d'eau-de-vie, faire
bouillir le tout, écrémer bien, retirer du feu et réservei
pour l'usage.

Quelques personnes ajoutent dans ce lait un peu de
sucre blanc et un peu d'alun de roche.

L'eau fraîche du puits, dont on se lave le soir le
visage, est très recommandable aussi bien que l'eau de
pimprenelle.

On peut, le soir en se couchant, écraser quelques
fraises sur son visage, les laisser sécher pendant la
nuit, et le lendemain matin se laver avec de l'eau de
cerfeuil ; alors la peau devient fraîche, belle et luisante.
C'est un des plus beaux secrets de la médecine, et on
ne le trouvera pas décrit dans un autre livre touchant
les cosmétiques.

Il me paraît intéressant, pour bien montrer l'esprit
des cosmétiques de ménage, de mentionner quelques
recettes qui m'ont été indiquées par Mme Mea.

Ces recettes sont tirées du livre de Lola Montès,
comtesse de Lansfeld, livre traduit de l'anglais et
portant comme titre : *l'Art de la Beauté* (édition
1862).

Lola Montès, née en Irlande en 1824, mourut à
New-York en 1864. Elle fut parmi les plus jolies
femmes de l'époque.

**Recette (bain ou lotion) très en faveur chez les
qeautés de la Cour espagnole pour la toilette.** — « Infuser du son de blé bien vanné, pendant quatre heures,
dans du vinaigre de vin blanc ; y ajouter cinq jaunes

d'œufs et deux grains (1) d'ambre gris. Distiller le tout, boucher hermétiquement la composition pendant douze à quinze jours, puis on peut en faire usage.

« Une dame peut l'employer chaque fois qu'elle fait sa toilette ; cette mixture donne à la peau un lustre magnifique. »

Recette (bain ou lotion) pour la toilette. — Distiller deux poignées de fleurs de jasmin dans 1/4 d'eau de rose et 1/4 d'eau de fleurs d'oranger. Passer le tout à travers un papier poreux et ajouter un scrupule (1) de musc et un scrupule d'ambre gris (lotion très agréable à la peau).

Recette pour remédier à la rigidité des muscles du visage et faire disparaître les callosités provenant des intempéries. — La lotion suivante est un curatif certain :

Mêler 2 parties d'eau-de-vie blanche avec 1 partie d'eau de rose et se laver le visage soir et matin.

Recette pour embellir le visage (autre lotion). — Prendre des parties égales de graines de melon, citrouille, courge et concombre, les piler jusqu'à ce qu'elles soient réduites en poudre.

Ajouter une quantité suffisante de crème fraîche pour délayer cette farine, puis ajouter assez de lait pour réduire le tout en une pâte claire ; ajouter un grain de musc et quelques gouttes d'huile de citron. S'oindre le visage avec cette pâte et la laisser vingt ou trente minutes, ou toute la nuit s'il convient. Se laver ensuite avec de l'eau chaude.

La duchésse de X..., une beauté de la cour de Louis XVI, avait conservé une pureté de teint extrême. A l'âge de quatre-vingts ans, elle avait écrit un recueil des meilleurs procédés de toilette dont elle avait fait usage toute sa vie.

(1) Anciennement le 1/4 de livre équivalait à 125 grammes, le scrupule à 1^{gr},30, et le grain à 0^{gr},054.

Voici deux de ses recettes :

Recette pour faire blanchir la peau et lui donner le velouté du satin. — Faire fondre au bain-marie 100 grammes de cire vierge avec une égale quantité de blanc de baleine, dans 200 grammes de jus de concombre et 50 grammes d'esprit-de-vin. Bien mélanger le tout avec une spatule. Étendre cette composition sur la peau avec un linge fin et laisser sécher.

Recette (procédé de la duchesse de X...) pour faire disparaître les rides. — Elle exprimait le jus d'une certaine quantité d'oignons de lis blancs jusqu'à ce qu'elle en eût 70 grammes de liquide, auquel elle ajoutait une quantité égale de miel et 35. grammes de cire vierge. Ces substances, bien mélangées, formaient une pommade avec laquelle elle frottait les parties du visage où les rides pouvaient se montrer.

Masque pour la nuit.

Farine d'orge	90 grammes.
Miel blanc	35 —
Blanc d'œuf	1 —

On forme une pâte qu'on applique le soir quand la peau est rouge et sensible.

Recette (appelée aura et cephalus) pour faire disparaître les rides. — Cette recette, d'origine grecque, était très en faveur auprès des beautés athéniennes, qui affirmaient qu'elle faisait disparaître les rides et en même temps les prévenait.

« Placer de la poudre (1) et de la meilleure myrrhe (2) sur une plaque de fer assez chaude pour faire fondre doucement la gomme, et, quand elle se liquéfie, se couvrir la tête d'une nappe et se tenir le visage

____

(1) Il s'agit de poudre de guerre ou d'arme à feu.

(2) La myrrhe est une gomme-résine douée de propriétés excitantes et toniques; elle entre dans la composition des baumes du Commandeur et de Fioraventi.

au-dessus de la myrrhe pour en recevoir les vapeurs sans inconvénients.

« Cependant, si cette expérience produisait quelques symptômes de mal de tête, il vaut mieux la cesser. »

Recette contre les rides de Mme Vestris, tragédienne. — « Prendre les blancs de quatre œufs bouillis dans de l'eau de rose, une demi-once (1) d'alun, une demi-once d'huile d'amandes douces ; battre le tout ensemble jusqu'à ce qu'il prenne consistance de pâte. Étendre sur un masque de soie ou de mousseline. Cette composition non seulement éloigne les rides et conserve le teint clair, mais elle est un grand remède quand la peau devient flasque. Jamais je ne me suis mise au lit sans m'être enduit le visage de cette pâte. »

Parmi les livres curieux contenant des recettes sur la beauté, il en est quelques-uns que je signale :

Trois livres de l'Embellissement et Ornement du corps humain (Dr Liebaut, 1595) ; *Secrets touchant la médecine* (Vaugon, 1648) ; *Traité des odeurs* (Dejean, 1767) ; *la Toilette de Flore*, par J. C., an IX (1801) ; *Toilette des Dames ou Encyclopédie*, ouvrage dédié aux femmes aimables, par A. C. D. S. A. (1806) ; *Manuel des Dames ou l'Art de l'élégance* (Mme Celnart-Roret, 1833) ; *les Secrets de Diane de Poitiers* (P.-L. Jacob, 1859) ; *Toilette d'une Romaine au temps d'Auguste ou Conseils à une Parisienne*, par le Dr Constantin James, 1866 ; *les Secrets de la beauté du visage et du corps*, par Sejour des Thons.

____

(1) L'once équivaut à 31^{gr},25.

2ᵒ COSMÉTIQUES DE PHARMACIEN (1).

Les cosmétiques préparés par les pharmaciens sont de tous les cosmétiques ceux qu'il serait préférable de prescrire et d'utiliser, car on en connaît la composition et l'action.

Mais la préparation de ces cosmétiques exige un outillage compliqué, un long temps et souvent un tour de main spécial : d'où leur prix élevé. On ne peut en effet en faire que peu à la fois, et il faut les renouveler souvent.

Dans les cosmétiques entrent de nombreuses substances, et il est des baumes et des crèmes, par exemple, qui contiennent des corps gras, des résines, des eaux distillées, des mélanges pulvérulents, auxquels s'ajoutent des essences variées.

Dans ces préparations, il est nécessaire d'obtenir un mélange parfait des diverses substances employées, ce qui nécessite une série d'opérations successives.

(1) Pour la préparation des cosmétiques, il faut une certaine pratique ; dans ce but, la lecture des livres élémentaires : La Pharmacie galénique de E. GERARD (Storck, édit., Lyon, 1900) ; Précis des opérations pharmaceutiques de A. ASTRUC (Coulet et fils, édit., Montpellier, 1908) ; Formulaire pratique des parfums et des fards de D. LABONNE (Édit. médicale, 29, rue de Seine, 1901).

J'indique plus loin le livre de Cerbelaud. Enfin pour ceux qui voudraient étudier la question en détail, il y a dans la littérature étrangère quelques livres fort intéressants dont voici la désignation : Die Toilettenchimie, Henrich Hirzel, Leipzig, 1892 ; The Chemistry of essential oils and artificial parfums, J. Parry, London, 1899 ; Die technick des Kosmetik, Koller, Wien, 1901 ; Praktische Kosmetik für Ærzte und Gebildete Laien, P. S. Eichoff, Leipzig, 1902 ; Handbuch des Seifen Fabrikation, Deite, Berlin, 1903 ; Parfumerie Fabrikation Askinson, Wien und Leipzig, 1905 ; Kosmetik : Edmund Saalfeed, Springer, édit., Berlin, 1909, etc., etc.

En général, on fait d'abord fondre au bain-marie à feu doux les corps gras (cires, huiles, blanc de baleine, paraffine) ; on y incorpore ensuite les résines en remuant la préparation ; c'est ce qu'on appelle faire digérer.

On y ajoute ensuite au mortier chauffé, et peu à peu, les alcoolats, teintures, les eaux distillées ; quelquefois les résines ont été au préalable dissoutes dans ces alcoolats.

On termine en y mélangeant avec soin, de préférence à froid, les poudres et parfums que la chaleur pourrait faire évaporer.

Il faut prendre garde au menthol, au camphre, qui, dans certaines compositions, entraînent la liquéfaction.

Pour aider au mélange plus intime des corps gras avec les alcoolats et les eaux distillées, on ajoute souvent de faibles quantités de gomme arabique, de gomme adragante, de saponine, de teinture de *Quillaya saponaria*, de caséine ou de jaunes d'œufs.

La teinture de *Quillaya* étant très irritante doit être employée à très petite dose.

Lorsqu'on se sert de jaunes d'œufs, il faut battre au mortier à froid.

Je ne donne ici qu'une idée générale de la complexité de la préparation de certains cosmétiques.

Pour les lecteurs qui voudraient avoir une idée plus complète sur ce sujet, je recommande la lecture du *Formulaire des principales spécialités de parfumerie et de pharmacie*, par René Cerbelaud, 1909.

3° COSMÉTIQUES DE PARFUMERIE.

Les cosmétiques de parfumerie sont, lorsqu'ils sortent de bonnes maisons, des produits dont quelques-uns ont une réputation qui s'est transmise de génération en génération.

Leur fabrication en grande quantité permet, pour certains d'entre eux, un prix de revient moindre. Mais, pour quelques-uns, la cherté des matières premières employées entraîne forcément un prix de revient élevé.

Le seul inconvénient qu'il y ait pour le médecin à prescrire la plupart des cosmétiques de parfumerie, c'est que leur composition exacte n'est pas toujours connue.

Cette composition est devenue cependant de moins en moins secrète depuis que de nombreux livres ont été publiés sur la composition et la préparation des parfums, soit par les parfumeurs, soit par des chimistes, soit par des médecins.

Je citerai entre autres l'*Histoire des parfums* de Piesse; *la Chimie des parfums* du même auteur; *le Parfumeur : Encyclopédie Roret*; le *Nouveau Guide du Parfumeur et la Fabrication des Essences et Parfums* de Le Durnelle; le *Guide pratique du Parfumeur* d'Askinson; *les Parfums artificiels* de Charabot; etc.

A ces livres, il faudrait ajouter toute une série d'ouvrages sur les corps gras et les cosmétiques.

Je ne puis m'étendre plus longuement sur ce sujet, ayant voulu simplement montrer que l'étude des cosmétiques mérite d'attirer l'attention des médecins, d'une part à cause de l'usage et de l'abus qu'il en est souvent fait, d'autre part à cause des accidents qui peuvent en résulter.

UTILITÉ ET DANGERS DE L'EMPLOI DES COSMÉTIQUES.

ACCIDENTS OU MALADIES QUI PEUVENT EN RÉSULTER.

L'emploi des cosmétiques est tellement généralisé qu'il serait bien difficile de conseiller de ne pas s'en servir.

Ce qu'il faut dire, ce qu'il faut apprendre et faire savoir :

1° C'est que la santé générale est le meilleur des cosmétiques ;

2° C'est que les cosmétiques ne devraient jamais être employés, à moins de raison spéciale, avant la trentième année.

Il faut toujours se rappeler que, quand on a commencé l'usage des cosmétiques, il est impossible de cesser d'en user ;

Que les cosmétiques facilitent l'apparition précoce et hâtive des rides, en atrophiant les glandes de la peau et en la desséchant ;

Que les cosmétiques peuvent produire non seulement des modifications de la peau, mais encore : des maladies du visage, des éruptions quelquefois généralisées à tout le corps, parfois des empoisonnements chroniques ou aigus, voire même mortels.

Les cosmétiques sont donc souvent : inutiles, par exemple la poudre de riz ; nuisibles : en particulier certaines lotions, vinaigres ou crèmes ; ou dangereux : tels les teintures, les fards, les épilatoires.

Les cosmétiques ne sont *utiles* que pour les peaux sèches ou grasses ; ils deviennent alors de véritables médicaments.

Les cosmétiques tels que les *pâtes épilatoires*, qui visent la destruction des poils, ne devraient plus être considérés par les lois et règlements sur la santé publique comme des préparations hygiéniques, mais comme des *remèdes dangereux*.

Toute préparation de ce genre devrait porter l'indication de sa composition, le dosage des substances qui la composent et n'être autorisée qu'après une analyse rigoureuse. Il en est de même des *teintures*, dont certaines raisons de convenance sociale, dont les nécessités professionnelles peuvent, jusqu'à un certain point, nécessiter l'emploi.

Les **cosmétiques**, en particulier les teintures, fards et dépilatoires, dont l'application a lieu sur le visage ou le cuir chevelu, produisent :

1° Des éruptions sur le visage et la tête ;

2° Des maladies de peau ;

3° Des empoisonnements.

1° Les éruptions du visage et de la tête se caractérisent, dans les formes légères, par : des rougeurs, de la sécheresse, des desquamations, et, dans les formes graves, par de la tuméfaction du visage, des phénomènes eczémateux, de la suppuration avec croûtes ulcératives : accidents s'accompagnant de démangeaisons, de fièvre, et pouvant durer des semaines ou des mois.

2° Les maladies de toute la peau se caractérisant par : une rougeur généralisée, des démangeaisons, des gonflements, du suintement; elles se montrent à la suite d'applications de teintures ou de fards, ou de remèdes contre les taches.

3° Enfin de nombreux cas d'empoisonnements chroniques ou aigus ont été signalés.

Parmi les empoisonnements chroniques, que de cas d'albuminurie, de maladies des reins, d'urémie aiguë ou chronique relèvent de l'emploi habituel des teintures.

Il ne faut pas oublier que la plupart des teintures sont des compositions à base de sels de plomb et d'argent, de dérivés de l'aniline qui sont éliminés par les reins.

Beaucoup de fards sont également à base de sels de plomb. Les compositions pour enlever les taches de la peau contiennent souvent de fortes proportions de sels mercuriels : causes d'éruptions généralisées.

En principe, il faut adopter comme règle absolue de ne jamais se servir de cosmétiques et surtout de teintures ou de fards de composition inconnue :

1° Lorsqu'on est sujet aux éruptions, aux maladies de peau, à l'eczéma ;

2° Lorsque la peau du visage et surtout du cuir chevelu présente des éruptions ou des desquamations abondantes, sèches ou graisseuses ;

3° Lorsqu'il existe un trouble de fonctionnement des voies digestives et surtout du foie et des reins.

En résumé, je dirai que les cosmétiques ne devraient pas être employés avant l'âge de la trentaine, sauf indications spéciales du médecin ;

Qu'en aucun cas les teintures, fards ou dépilatoires ne devraient être employés sans examen préalable des urines ;

Que l'emploi de cosmétiques à composition analogue à celle des teintures et fards ne doit jamais être fait par les personnes sujettes à l'eczéma, sous le coup d'une maladie de foie ou des reins et surtout atteintes d'albuminurie.

FORMULAIRE COSMÉTIQUE ET ESTHÉTIQUE (1)

J'ai réuni ici un grand nombre de formules de cosmétiques. Je les ai groupées par ordre alphabétique ; ce groupement est en rapport avec leurs conditions d'utilisation.

Je n'ai pu, pour la plupart, indiquer leur origine exacte : cette origine est difficile à donner, la plupart des auteurs qui les citent se copiant l'un l'autre. Chaque fois que j'ai retrouvé ou connu la source originale ou qui m'a paru telle d'une formule, je l'ai mentionnée.

Je n'ai pu indiquer pour la plupart des compositions cosmétiques, leur mode de fabrication. Pour faire de bons cosmétiques, il faut souvent un tour de main spécial ; tout pharmacien peut préparer de bons cosmétiques, à condition d'employer des produits absolument purs

Presque tous les cosmétiques d'usage courant son des produits de parfumerie, par suite commerciaux.

J'engage fortement le médecin à n'en permettre ou conseiller l'emploi qu'après avoir pris connaissance de leur composition.

Pour consulter ce formulaire, il suffit de chercher à l'ordre alphabétique le mot correspondant au trouble fonctionnel ou à l'affection du visage pour laquelle on

(1) Ce formulaire est le complément du volume sur : L'hygiène du visage, que j'ai publié en 1910 (*Actualités médicales*) (J.-B. Baillière et fils, édit.).

désire un remède ou une formule. Souvent ce mot renvoie à d'autres.

Par exemple, après le mot *sécheresse de la peau*, il faudra chercher aux mots *séborrhée sèche*, *pityriasis*, *dartre*; ces mots peuvent renvoyer eux-mêmes à *acné*, *couperose*, *teint*, *toilette du visage*, etc.

On a ainsi toutes les indications nécessaires aux soins du visage. Lorsque le renvoi mène au nom d'une maladie du visage, il ne s'agit plus de soins proprement dits, mais de traitements, lesquels sont étudiés dans d'autres fascicules.

ACNÉ. — Le traitement de l'acné appartient plus à la médecine qu'à la cosmétique. Il m'a semblé cependant utile de dire ici quelques mots sur ce sujet.

Consulter également les mots : **Congestion, Couperose, Crèmes, Lotions, Séborrhée, Pommades, Tannes,** etc.

L'acné est une affection résultant soit de maladies, soit de troubles de fonctionnement des glandes du visage dus à un défaut d'élimination ou à une sécrétion anormale, en rapport, eux-mêmes, avec : des troubles de fonctionnement des organes glandulaires profonds (foie, reins, poumons); des troubles digestifs (maladies de l'estomac, de l'intestin : en particulier les entérocolites et la constipation); des troubles de nutrition tels que le lymphatisme et l'arthritisme; l'irrégularité dans le développement et le fonctionnement des ovaires, de la matrice, des organes génitaux; les troubles nerveux. Il faut ajouter également à ces causes les acnés d'origine toxique ou médicamenteuse, en particulier l'acné iodique, les acnés dues à certaines professions.

L'acné se présente sous des formes multiples, variant

avec les sujets, avec l'âge, avec l'état de la peau, avec la cause provocatrice.

Les sujets entachés de lymphatisme, de scrofule, de tuberculose : à l'état latent, en puissance ou héréditaire, font des acnés spéciales qui seront étudiées dans un autre volume sous le nom d'**Acnitis, Folliclis, Tuberculides**

L'âge imprime à l'acné des formes particulières.

Les enfants font peu d'acné vraie, mais présentent souvent des séborrhées, ou dartres, des démangaisons, ou prurigos, de petites suppurations isolées : folliculites ; ou diffuses : impétigos ou gourmes, préludes de l'acné future.

Les adolescents font de l'acné avec suppuration : acné pustuleuse ou polymorphe (fig. 1).

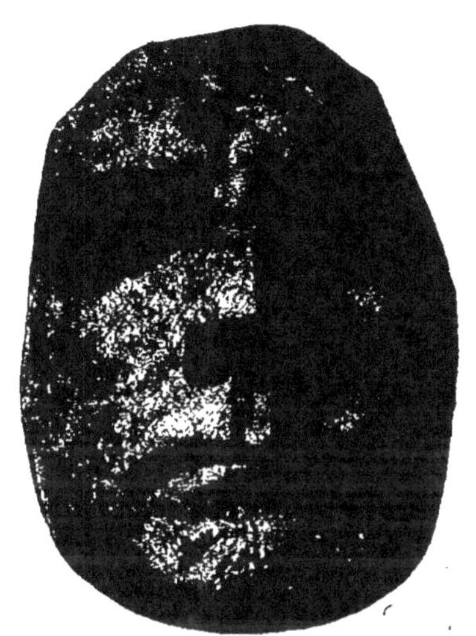

Fig. 1. — Acné polymorphe. — C. A. F. Collection A. Fournier, 1132, moulage Baretta.

Suivant l'état de la peau, ces acnés s'accompagnent de manifestations multiples.

Sur les peaux grasses : sécrétions huileuses (séborrhée grasse) très abondantes ; peau luisante ; nombreux points noirs (tannes) ; ou blancs (comédons) ; petites cicatrices ponctuées consécutives (fig. 2).

Sur les peaux sèches : dartres (séborrhée sèche) ; congestions et dilatations vasculaires (couperose) ; rides précoces.

Les sujets plus âgés, au moment de l'arrêt des règles, surtout les nerveuses, font une variété d'acné profonde dite granuleuse. Cette acné très rebelle s'accompagne de couperose, de sécheresse de la peau, de petits points blancs (kystes épidermiques dus à la rétention de la sueur et de la matière sébacée).

Toutes ces causes font de l'acné une des affections du visage des plus fréquentes. et en rendent le traitement des plus délicats.

Il n'y a pas un traitement de l'acné, mais une série de méthodes de traitement que l'on peut grouper ainsi :

Traitement préventif. — D'ordre médical, visant : l'état général, la constiqution, l'hérédité, le régime, la maladie; l'état local, as gr ou sec de la peau. L'usage des cosmétiques bien choisis peut jouer un rôle préventif utile. Consulter les mots indiqués en tête de ce paragraphe et

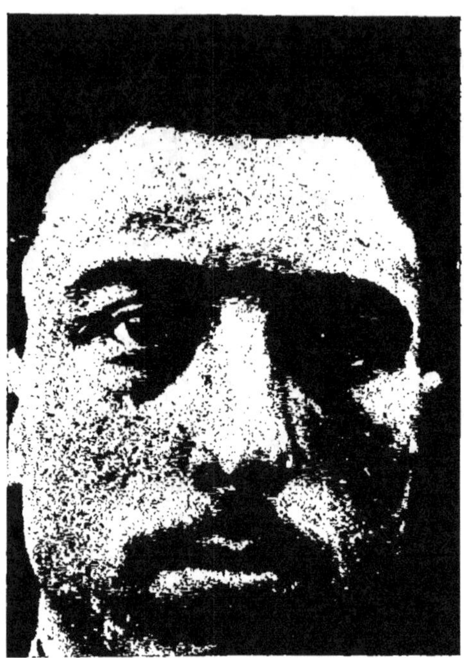

Fig. 2. — Tannes et points noirs chez un malade atteint d'acné. — On aperçoit les points noirs sur le front, les joues, le menton; la peau pèle, est granuleuse, remplie de trous et de comédons.

toutes les indications se rapportant à l'état de la peau.

Traitement curatif. — Également d'ordre médical.
On peut diviser les méthodes de traitement en :

Méthodes pharmacologiques : comprenant les cures
de médications internes et externes, l'emploi des pulvérisations, du masque, les cures d'exfoliation.

Méthodes médico-chirurgicales : dont les principales sont : les cautérisations et les scarifications.

Méthodes physiothérapiques : basées sur l'emploi
du massage ; de l'électricité sous ses différentes formes :
courants continus, ionisation, électrolyse ; de la lumière (photothérapie) ; des rayons X ; du radium.

Je mentionnerai simplement ici un exemple de
traitement d'une acnéique, et donnerai les formules
personnelles employées avec succès pour plusieurs
variétés d'acné.

*Exemple d'une ordonnance pour le traitement
d'une acnéique lymphatique.* — **Malade à hérédité
tuberculo-arthritique avec acné pustuleuse, comédons,
sécrétion grasse, poussées congestives à la peau du
visage, troubles hépatiques et rénaux.**

1° Prendre pendant six jours deux des pilules ci-
dessous, le matin à jeun, chacune à une demi-heure
d'intervalle ; déjeuner une demi-heure après avoir
pris la deuxième pilule :

```
Calomel à la vapeur.........................  )
Scammonée..................................  )
                                             }  āā 0ᵍʳ,02
Scille.....................................  )
Jalap......................................  /
Savon amygdalin. Q. S. pour une pilule de 0ᵍʳ,10, n° 12.
```

Pendant la prise de ces pilules, ne pas manger d'aliments salés et veiller aux soins de la bouche et de

dents. On attendra quatre à cinq jours après la fin des règles pour commencer la prise des pilules.

2° Le septième jour, prendre 30 à 40 grammes d'huile de ricin.

3° Deux jours après la prise d'huile, commencer l'usage de la préparation :

> Huile de foie de morue............. 200 grammes.
> Créosote de hêtre................. 1   —

dont on prendra, selon la tolérance, une cuillerée à entremets ou à soupe deux fois par jour, au début des repas. En cas d'intolérance de l'huile ou de la créosote, remplacer par des médicaments à action similaire.

4° Faire matin et soir une pulvérisation du mélange suivant à l'aide d'un pulvérisateur à vapeur (1) :

Eau de camomille : faire infuser 10 grammes de têtes de camomille dans 1 litre d'eau. On mettra 60 à 100 grammes de cette infusion dans le verre du pulvérisateur, et on y ajoutera :

Si l'acné n'est pas suppurée : 5 grammes de boro-borate de soude, ou de boricine, ou de sulfo-bore (préparation contenant du soufre et du borate de soude) ;

Si l'acné est suppurée : une à deux cuillerées à entremets d'eau d'Alibour :

> Sulfate de cuivre................. 10 grammes.
> — de zinc................... 35   —
> Camphre........................ 5
> Safran en poudre................ 2   —
> Eau stérilisée.................. 1 000   —

5° Après la pulvérisation du soir, appliquer la crème :

> Glycérolé d'amidon à la glycérine neutre. 100 grammes.
> Ichtyol.......................... 10   —

(1) Voir article : pulvérisation.

Résorcine	1 gramme.
Soufre	4 —
Camphre	2 —
Teinture de quillaya	2 —
Carbonate de magnésie	20 —

Eau de rose. Q. S. pour faire une crème épaisse qui sera étalée sur le visage et recouverte de lint ou de gaze stérilisée,

6° Enlever le lendemain matin cette crème en frottant légèrement à sec avec un linge fin ou de la ouate hydrophile stérilisée, puis ensuite avec de la vaseline blanche neutre de Cheesborough ou avec de la vaseline oxygénée (s'il y a des points noirs ou tannes).

7° Faire une seconde pulvérisation ou mieux une friction :

Si la peau est grasse, avec une eau alcaline : une cuillerée à café de bicarbonate de soude pour une tasse à thé d'eau bouillie chaude.

Ou cinq à dix gouttes d'ammoniaque pour la même quantité d'eau.

Si la peau est, en même temps que très pustuleuse, très grasse, recouverte de comédons, de tannes, employer en frictions :

Naphtol β	1 gramme.
Savon noir	20 —
Alcoolat de lavande	10 —
Alcool à 90°	70 —
Parfum (à volonté)	Quelques gouttes.

Si la peau pèle, s'il y a des dartres, de la sécheresse, user en frictions de :

Teinture de savon	40 grammes.
Huile d'amandes douces	20 —
Alcool camphré	40 —

Enfin, si la peau est congestive, irritable avec tendance à la flaccidité ou au relâchement, passer après avoir enlevé la crème :

Eau de rose.......................	160 grammes.
Eau de Cologne..........	100 —
Lait d'amande.....................	40 —
Acide salicylique	2 —
Benjoin	1 —

8° Pour terminer la toilette :

Si la peau est grasse : poudrer à l'amidon de riz ou avec une poudre de riz appropriée au teint (Voy. **Poudres de riz**);

Si la peau est sèche : passer légèrement de la vaseline neutre ou une crème adoucissante (Voy. ces mots).

J'ai donné ici l'exemple d'un traitement assez complexe de l'acné, traitement suivi de succès. Ce n'est qu'une indication; il ne faut pas oublier que le traitement de l'acné est essentiellement médical, qu'il doit varier avec chaque malade, avec la cause, le siège et la forme de l'acné.

Voici une série de formules qui me sont personnelles et ont été exécutées par M. Guillot, pharmacien, ancien interne de l'hôpital Saint-Louis.

LOTIONS DE TOILETTE POUR L'ACNÉ.

Acné suppurée, peau grasse.

Salol.........................	5 grammes.
Éther sulfurique.................	20 —
Alcool à 90°.....	100 —

Acné pustuleuse.

Lotion faite le soir et laissée à demeure la nuit.

Soufre précipité..................	15 grammes,
Talc.........	120 —

Alcool camphré..................... 40 grammes.
Glycérine neutre.................. 20   —
Teinture de quillaya............... XX gouttes.
Eau de rose. Q. S. pour 250 centimètres cubes à
    employer tiède après agitation.

Acné avec tendance congestive.

Eau blanche.. .... 50 grammes.
Alcool camphré.................... 25   —
Teinture de quillaya 2   —
Eau bouillie...................... 300   —

Acné papuleuse, miliaire avec couperose, peau sèche et desquamation.

Acide salicylique.................. 1 gramme.
Borate de soude................... 4   —
Alcool à 90°...................... 5   —
Eau de rose 200   —

Pâte savonneuse du Dr Pépin.

A base de lait d'amande : pour la toilette des peaux irritables.

La plupart de ces lotions sont employées pures, mais si la peau est irritable, il faut les couper d'eau bouillie dans les proportions du tiers, de moitié, des trois quarts.

CRÈMES, MIXTURES, PATES ET POMMADES POUR L'ACNÉ.

Crème calmante : visages irritables.

Huile de vaseline.................. 40 grammes.
Lanoline.......................... 40
Liniment oléo-calcaire............. 80   —
Parfum............................ A volonté.

Pommade pour acné pustuleuse.

Liniment oléo-calcaire............. 30 grammes.
Huile de vaseline................. 20   —

Lanoline........................... 10 grammes.
Ichtyol........................... 1   —
Oxyde de zinc....,................. 20   —
Soufre précipité. 2   —

Acné avec suppuration et desquamation (1).

Acide salicylique..... .... 2 grammes.
Résorcine...................... 1   —
Ichtyol...................... 4   —
Savon noir.................... ⎫
Emplâtre diachylon............ ⎬ āā 10   —
Lanoline...................... ⎭

Acné avec suppuration et tendance à l'eczéma.

Baume du Pérou............... ⎫ āā 5 grammes.
Onguent styrax .... ⎭
Teinture de benjoin............. 2   —
    —   de quillaya............. 2   —
Sapolan...................... ⎫ āā 5   —
Huile d'amandes douces. .... ⎭

Pâte pour tempérer l'irritation d'une cure exfoliante
d'acné.

Oxyde de zinc................. ⎫
Amidon de riz................. ⎬ āā 25 grammes.
Lanoline...................... ⎪
Vaseline neutre. .... ⎭

Acné suppurée.

Soufre précipité................... 10 grammes.
Turbith minéral................... 1   —
Alcool camphré................... 20   ---
Teinture de quillaya.............. II gouttes.
Talc........................... 60 grammes.
Eau de rose. Q. S. pour 200 centimètres cubes.

(1) Les préparations à base d'acide salicylique, résorcine, savon
noir, sont irritantes pour la peau ; elles doivent être prescrites et
surveillées par le médecin.

Acné avec suppuration, desquamation et démangeaisons.

Camphre........................	} āā 0ᵍʳ,50	
Turbith minéral		
Acide salicylique...............	} āā 1 gramme.	
Teinture de benjoin.............		
Vaseline.....	5	—
Lanoline........	10	—
Liniment oléo-calcaire	15	—

Acné suppurée : pommade.

Soufre précipité.................	2 grammes.	
Acide salicylique...............	1	—
Vaseline.......................	} āā 10 grammes.	
Lanoline.......................		

Acné avec état gras, comédon, tannes et pustules.

Vaseline.......................	} āā 25 grammes.	
Lanoline		
Savon mou de potasse...........	10	—
Soufre précipité................	4	—
Ichtyol........................	1	—

Acné sur peau sèche, couperosée, farineuse.

Soufre précipité.................	10 grammes.	
Talc...........................	20	—
Glycérine neutre................	40	—
Teinture de benjoin.............	2	—
— de quillaya...............	5	—
Eau de rose....................	260	—

Acné granuleuse, miliaire à boutons profonds, peau farineuse.

Huile de cade..................	5 grammes.	
Ichtyol........................	1	—
Tanin.........................	2	—
Glycérolé d'amidon.............	} āā 10	—
Lanoline.......................		
Héliotropine...................	0ᵍʳ,50	
Coumarine.....................	0ᵍʳ,40	

GASTOU. — Formulaire cosmétique. 3

Teinture de benjoin	XX gouttes.
Essence de lavande	X —
— de citron	V —

Acné papuleuse avec congestion du visage.

Savon noir	20 grammes.
Ichtyol	2 —
Talc	25 —
Acide salicylique	1 —
Acétate neutre de plomb	2 —

Préparation irritante à appliquer le soir pendant deux à trois heures.

Acné miliaire avec congestion, couperose et peau irritable.

Oxyde de zinc	} āā 10 grammes.
Huile d'amandes douces	

Ajouter après fusion :

Lanoline	5 —
Vaseline neutre	15 —

Après refroidissement et trituration, ajouter :

Extrait de saturne	2 —
Teinture de benjoin	1 —
Liniment oléo-calcaire	40 —

ADIPOSITÉ. — Voy. **Embonpoint.**

ANÉMIE. — Voy. **Pâleur de la peau.**

ANHIDROSE. — Absence de transpiration : Voy. **Sécheresse de la peau.**

ASSIETTE. — Expression employée au théâtre ou par les coquettes, pour désigner l'ensemble des fards ou cosmétiques à l'aide desquels une actrice se fait sa tête, se compose un visage ou se grime pour remplir un rôle, représenter un personnage, se donner l'éclat de la jeunesse, l'ingénuité, etc.

ASTÉATOSE. — Absence de sécrétion de graisse normale par les glandes de la peau (Voy. **Sécheresse de la peau**).

BANDES ET BANDELETTES. — Les bandes et bandelettes sont employées après le massage de la face pour :
effacer les rides, dans le cas de bouffissures, de saillies
anormales, de creux sur le visage.

Ces bandes et bandelettes fixent
des tampons d'ouate qui compriment les parties que
l'on veut diminuer ou
faire disparaître, tan-
dis que, sur les parties
qui doivent s'arrondir,
on ne met pas d'ouate.
L'ensemble des bandes
et de la ouate constitue
ce qu'on appelle un
moule ; leur applica-
tion est un art (fig. 3,
4, 5).

BARBE. — On trou-
vera à l'article : **Bâtons
cosmétiques, Brillan-
tines, Feux du rasoir,
Teintures**, etc., les for-

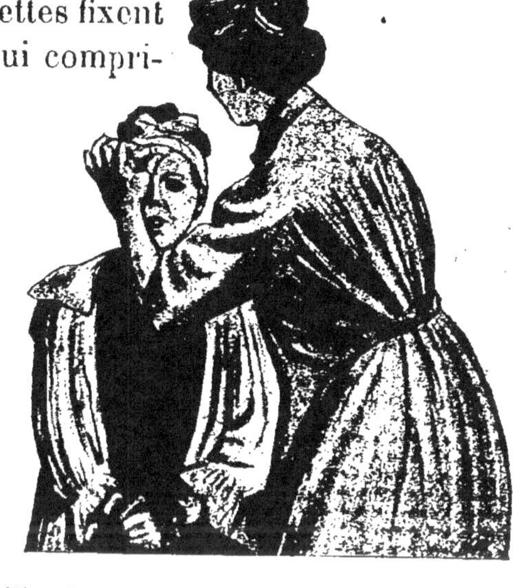

Fig. 3. — Application de bandes pour
le moule. — 1er *Temps* : Le massage
terminé, une bande de toile est appliquée, sous laquelle on met des tampons d'ouate pour que les rides ne
se reforment pas (d'après un article
de *Fémina*, signé Smilis).

mules cosmétiques relatives à l'entretien de la barbe.

Les soins de la barbe sont identiques à ceux des
cheveux (1).

Les eaux, lotions et frictions pour la barbe sont les
mêmes que celles indiquées pour les peaux grasses,
sèches, dartreuses (Voy. ces mots).

Il ne faut pas oublier, après le rasage, de faire une

(1) Je renvoie au livre : Dr PAUL GASTOU, Hygiène et maladies du cuir
chevelu, J.-B. Baillière et fils.

lotion ou friction alcoolisée légèrement antiseptique, afin d'éviter les contagions. Le rasoir pouvant inoculer la syphilis, des clous, des infections multiples. Dans ces lotions, on utilise suivant la qualité de la peau les eaux de toilette, les laits, les vinaigres. Pour éviter les feux du rasoir, il sera bon de se frotter la peau, après la lotion, avec un bloc d'alun, qui tonifie les tissus, ferme les coupures ou excoriations et joue en même temps un rôle antiseptique. Pour les peaux très sensibles, grasses ou humides, un poudrage à l'amidon de riz termine la toilette. Il ne faut pas employer trop souvent l'alcool, qui dessèche et casse la

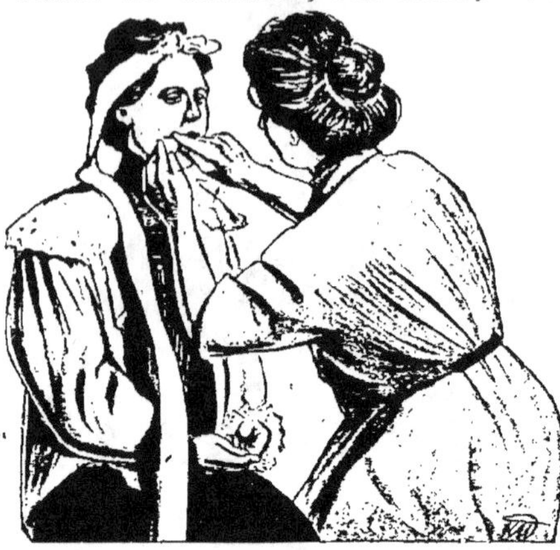

Fig. 4. — Le moule formé de la bande et des tampons d'ouate produisent le modelage à donner au visage. — *2e Temps* : Placement des tampons d'ouate et leur fixation par la bande. Les tampons font pression sur les parties à disparaître et ne sont pas mis là où le moule doit présenter un vide (Smilis *Fémina*).

barbe; ou la brillantine qui, à la longue, ternit et salit.

BATONS COSMÉTIQUES. — Ou simplement cosmétiques : ce sont des préparations solides remplaçant les brillantines et de même usage qu'elles. Ils servent à graisser légèrement, à colorer, à fixer, à lisser les cheveux, la barbe, les moustaches.

On les prépare en faisant fondre des corps gras à feu doux, jusqu'à consistance sirupeuse; on les colore avec des terres fixes, des noirs de fumée, des colorants solubles. On les coule dans des moules de

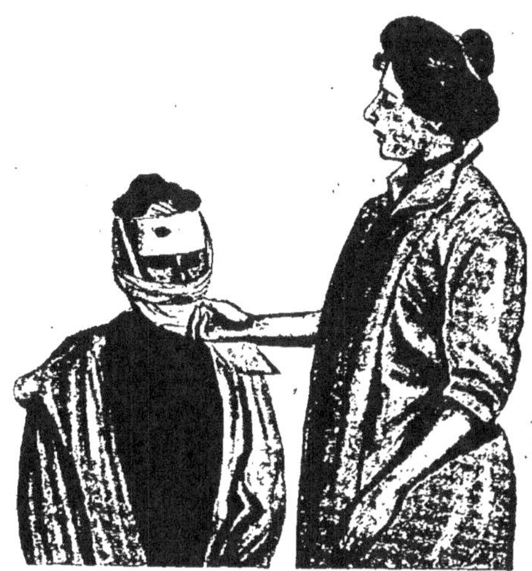

Fig. 5. — Le moule est terminé et gardé pendant une heure. — *3e Temps* : L'ensemble du moule ressemble à un pansement du visage dont il ne laisse visible que les yeux, le nez et la bouche (Smilis, *Fémina*).

fer-blanc. Puis on les enveloppe de papier métallique (Gattefossé).

Cérésine blanche ou jaune............... 2 parties.
Paraffine............................... 1 —
Vaseline filante pure................... 2 —
(Gattefossé).

Gomme arabique................
Savon.........................
Cire.......................... } āā 10 grammes.
Eau de rose...................
Essence de bergamote.......... } āā 50 centilitres.
Santal........................
(Tramar).

Les bâtons cosmétiques comprennent également les philocomes, les bandolines, lès pommades hongroises.

On incorpore aux matières grasses des médicaments

et de la gomme adragante ou gomme-résine pour faciliter l'adhérence des moustaches et des cheveux (Cerbelaud).

Bandoline.

Gomme adragante pulvérisée...........	5 grammes.
Acide borique cristallisé...............	2 —
Eau distillée de rose...................	100 —
Essence de géranium rosat.............	0^{gr},50
Alcool phényléthylique.................	0^{gr},50

(Cerbelaud).

Cosmétiques hongrois.

Gomme arabique pulvérisée.............	25 grammes.
Eau distillée de rose....................	30 —
Savon de Marseille râpé.................	25 ---
Cire blanche...........................	50 —
Ionone pure...........................	0^{gr},50
Essence de bergamote..................	0^{gr},50

(Cerbelaud).

BOITES A ONGUENTS. — Boîtes en albâtre, en onyx, qui, dans les temps anciens, contenaient surtout les fards et cosmétiques servant à orner, à maquiller le visage. Il y avait en outre des vases à parfums, des étuis à collyres, des crayons, des pinceaux, des peignes, des miroirs, attirail de la coquette qui s'est modifié de nos jours, mais n'a pas changé comme utilisation.

BRILLANTINES. — Les brillantines ont un rôle analogue aux bâtons cosmétiques. Elles sont composées d'un ou deux liquides. Les brillantines à un liquide sont dites : huiles antiques de couleur jaune et huile de quinine de couleur rouge; elles sont à base d'huile de vaseline. Les brillantines solides sont de véritables pommades à base de moëlle de bœuf, de graisse d'ours ou mieux de vaseline.

On divise les brillantines en non homogènes et homogènes, suivant qu'elles sont troubles ou claires. Il faut agiter les brillantines troubles avant l'emploi.

Il faut user de préférence de brillantines à base d'alcool et homogènes pour les barbes ou moustaches grasses. Dans le cas de sécheresse, employer les brillantines, riches en corps gras, c'est-à-dire la plupart des brillantines non homogènes.

Brillantines homogènes.

Alcool à 90°......................	} āā 50 grammes.
Glycérine......................	
Essence pour parfumer.........	Q. S.

Huile de ricin....................	130	grammes.
Alcool à 90°....................	30	—
Essence de rose....................	1	—
	(Tramar).	

Alcool à 90°....................	200	grammes.
Huile de ricin....................	25	—
Extrait de quinquina..............	5	—
Essence, au choix..............	1	—
	(Tramar).	

Alcool..........................	200	grammes.
Huile de ricin....................	20	—
Glycérine......................	100	—
Essence........................	2	—
	(Tramar).	

Brillantines non homogènes.

Extrait d'héliotrope blanc..........	50	grammes.
Héliotropine amorphe............	2	—
Vanilline cristallisée..............	1	—
Alcool à 80°....................	300	—
Huile de vaseline................	Q. S. pour 1 litre.	
	(Cerbelaud).	

Extrait de violette	50 centimètres cubes.		
— d'ylang-ylang.............	25	—	—
Ionone pure....................	1	—	—

Teinture d'iris de Florence à 1/5.	225 centimètres cubes.
Solution de carmin d'indigo à 1 p. 100......................	II gouttes.
Alcool à 90°....................	100 centimètres cubes.
Huile de vaseline médicinale.....	Q. S. pour 1 litre.
	(Cerbelaud).

Huile de ricin	80 grammes.
Teinture de quinquina..............	50 —
Extrait de jasmin...................	50 —
Essence de bergamote..............	5 —
Extrait de violette..................	Q. S. pour parfumer.
Alcool à 90°.......................	Q. S. pour 1 litre.

BRULURES. — Les brûlures au visage sont dues : 1° soit à un foyer calorique : le feu, une lampe à essence, à pétrole, à alcool; 2° soit à des liquides bouillants : eau généralement, huile bouillante ; 3° soit à des acides : vitriol surtout et acide phénique.

Il faut toujours, dans les brûlures tant soit peu étendues, faire appeler de suite un médecin. Avant son arrivée, il faut surtout ne pas laver, ne pas arracher la peau.

Il faut se rappeler que l'eau diluant les acides augmente leur action, étale et rend les brûlures plus profondes, plus graves.

De suite après une brûlure, se contenter d'étaler sur la partie brûlée de l'huile d'olive pure et propre.

Ne mettre ni acide picrique ni aucun des liniments employés sans l'avis du médecin.

Se rappeler que les brûlures de la face laissent des cicatrices et des déformations souvent graves.

J'indique des formules de liniment composées avec la collaboration de M. Guillot, pharmacien, formules dont l'emploi dans un cas de brûlures graves du visage par le vitriol et depuis, dans d'autres cas, m'a donné des guérisons rapides et l'absence de cicatrices.

LINIMENT CRÉMEUX pour BRÛLURES (Gastou et Guillot).

A employer après avoir désinfecté la peau avec des lotions et même des pulvérisations de : eau de guimauve (racines et fleurs), 20 grammes de chaque pour 1 litre d'eau ; résorcine, 2 grammes pour 1 litre d'eau.

N° 1. — Liniment simple.

Liniment oléo-calcaire...............	40 grammes.
Lanoline........................	20 —
Vaseline............................	} āā 10 —
Huile de vaseline................	
Goménol........................	XX gouttes.
Ichtyol...........................	V —
Essence de verveine.............	} āā XXX —
— de lavande...............	
Orthoforme.....................	II —
Carbonate de magnésie..........	} Q. S. pour consistance
Talc...........................	crémeuse.

Étaler, recouvrir de lint et garder vingt-quatre heures. Renouveler ensuite.

N° 2. — Liniment antiseptique.

Liniment oléo-calcaire...............	60 grammes.
Vaseline...........................	10 —
Lanoline..........................	20 —
Huile de goménol..................	10 —
Ichtyol...........................	5 —
Essence de lavande................	1 —
Acide phénique neigeux............	$0^{gr},50$
Carbonate de magnésie.............	} Q. S. pour crèm
— de chaux................	semi-fluide.

Le liniment n° 1 peut être remplacé par le n° 2 dès que la suppuration apparaît, c'est-à-dire quand les escarres se détachent (du sixième au dixième jour). On remplace alors les lotions de guimauve par des lavages et pulvérisations avec une solution de résorcine de 1 à 5 p. 1000.

Quand les escarres sont tombées, pour activer et régulariser la cicatrisation, employer d'abord la crème n° 3, puis la crème n° 4, en les alternant au besoin. Dans le même but, on peut employer la formule n° 5.

N° 3. — Crème stimulante.

Huile de vaseline......................	20 grammes.
Baume du Commandeur	10 —
Essence de cannelle.................	V gouttes.
Essence d'eucalyptus...............	XX —
Onguent styrax......................	1 gramme.
Carbonate de chaux précipité........	10 —

Poudre de gomme arabique. Q. S. pour consistance crémeuse.

N° 4. — Crème adoucissante.

Huile de vaseline...............	}	
Huile d'amandes douces.........	} āā 10 grammes.
Essence de lavande.............	}	
— de romarin.............	} āā 1 —
Carbonate de magnésie..........	}	
Talc..........................	} Q. S. pour crème.

N° 5. — Crème cicatrisante.

Baume du Pérou.................	XXX gouttes.
Onguent styrax.................	1 gramme.
Essence d'eucalyptus.............	XX gouttes.
— de cannelle.............	V —
Huile de vaseline...............	25 grammes.
Carbonate de chaux	12 —

Formules ae ménage employées pour les brûlures.

Pétale de lis	20 à 30 grammes.
Huile d'amandes douces.........	200 —

Faire infuser. Laisser refroidir et appliquer sur les brûlures.

Chaux vive.....................,....
Huile d'olive.....................
Saindoux....,...................... } ãã **1** cuillerée.
Eau-de-vie.,.....................
Sucre râpé ,...................

Mêler sans chauffer et étaler sur la partie brûlée.

Pour le traitement des brûlures et le choix d'autres formules, je renvoie au *Formulaire pharmacologique*.

CAOUTCHOUC. — Le caoutchouc a des actions multiples sur la peau, variables selon qu'on l'emploie en applications permanentes de longue durée ou par intervalles.

Associé à l'emploi des pulvérisations et du massage, il est très utile dans l'acné et dans les troubles de sécrétion des glandes de la peau entraînant des desquamations (dartres), des rougeurs ou des taches.

Appliqué directement sur la peau, en permanence, pendant une nuit par exemple, le caoutchouc fait l'effet d'un bain de vapeur. Les parties sur lesquelles il est appliqué deviennent humides ; il se produit une sorte de sudation qui entraîne les débris de l'épiderme.

Il active les sécrétions de la peau et, ce faisant, aide à la nettoyer.

Il décongestionne les parties profondes ; par suite, il attire le sang à la surface de la peau. L'application du caoutchouc doit être surveillée par le médecin, car si l'on en cesse trop tôt l'emploi ou si l'on s'en sert à contre-temps, la peau peut rester congestionnée, fendillée, écaillée.

C'est pourquoi il est utile d'y associer les pulvérisations.

Le caoutchouc généralement employé est le caoutchouc vulcanisé : en feuilles découpées, minces, en morceaux, bandes, ou à forme de masques.

Il faut, après chaque application, le laver avec soin avec de l'eau boriquée, tiède ou même stérilisée, puis y passer un coton légèrement imbibé d'eau de Cologne ou d'alcool, puis laisser sécher.

Il ne faut pas appliquer avec le caoutchouc de vaseline ou graisses qui pourraient le dissoudre.

Tous les détails relatifs à l'emploi du caoutchouc étant d'ordre médical seront donnés dans la partie pharmacologique. On substitue quelquefois au caoutchouc les mousselines-emplâtres et les toiles imperméables.

L'application du caoutchouc a également en cosmétique une utilisation dans le traitement préventif des rides. Il est nécessaire, lorsqu'on l'emploie dans ce but, d'en faire seulement des applications intermittentes, précédées de massages et suivies de pulvérisations et lotions astringentes toniques.

CÉRATS. — Les cérats sont des préparations à base de cire, d'huile et de graisses. Leur composition se rapproche de celle des pommades médicamenteuses. On leur préfère avec juste raison les cold-creams et surtout les crèmes. Les cérats sont faits avec des graisses animales qui, rancissant facilement, produisent des acides de fermentation qui irritent la peau.

Cérat blanc.

Cire blanche .... 100 grammes.
Huile d'amandes douces 400   —
Eau distillée de rose............... Q. S.

Cérats pour dartres et brûlures.

Graisse de porc..................... 50 grammes.
Cire jaune.......................... 10   —
Camphre pulvérisé...............,...... 25   —

—————————

Cire jaune...................... ..... 16 grammes.
Huile d'amandes douces 45   —
Un jaune d'œuf durci pulvérisé.

—————————

Huile d'amandes douces.............. 6 grammes.
Cire blanche........................ 3   —
Eau de rose.....................,...... 2^{gr},50

Cérat soufré pour acné, dartres et points noirs.

Cérat........................... 20 grammes.
Soufre sublimé..................... 10   —
Huile d'amandes douces......... 8 à 10   —

CHASSIS OU LIPITUDE. — Voy. **Yeux.**

CHLOASMA. — Voy. **Taches de rousseur.**

CICATRICES. — Voy. **Rides, Lotions, Pommades astringentes.** Les cicatrices du visage sont de formes, de dimensions et d'origines diverses.

Il faut distinguer les cicatrices vraies de l'apparence cicatricielle que donnent les orifices des glandes sébacées et sudoripares dans les cas de comédons, de tannes ou de séborrhée grasse (Voy. ces mots). Dans ce cas, il ne s'agit pas de cicatrices, mais d'un aspect spécial de la peau, qui est grasse et couverte de centaines de petits orifices; dont quelques-uns bouchés par un petit amas de graisse et de poussières (tannes ou comédons).

Les cicatrices du visage résultent :

1° De maladies locales : acné, folliculites, furoncles, abcès, tuberculose, syphilis, cancer; ou de maladies générales et de fièvres éruptives : varicelle, varioloïde et variole;

2° De blessures : par coups ou suite d'opérations;

3° De brûlures.

Ces différentes cicatrices nécessitent un traitement variable suivant leur cause et leur profondeur.

Les seules qui appartiennent véritablement à la cosmétique sont : les cicatrices acnéiques, de varicelle, de varioloïde et de variole.

La première préoccupation dans ces maladies doit être :

1° *D'éviter les cicatrices;*

2° *De les faire disparaître* quand elles existent.

Comme il est plus facile de les éviter que de les modifier, il est bon de se rappeler que, les cicatrices étant presque toujours la conséquence de suppuration, il faut éviter cette suppuration dès qu'elle tend à se produire, et pour cela :

1° **Faire des nettoyages fréquents** de la peau à l'aide de savons et de liquides antiseptiques non irritants;

2° **Faire des pulvérisations de vapeur d'eau** simple ou de solutions antiseptiques ou modificatrices;

3° **Mettre la peau à l'abri du contact des poussières et germes extérieurs** par l'application de crèmes, vernis, pansements.

Si la suppuration s'est produite ·

4° **Ouvrir au plus tôt les foyers purulents,** en se préoccupant de ne pas laisser de cicatrices ;

5° **Détruire, isoler** ces foyers de façon à empêcher la diffusion ou l'extension de la suppuration.

Chez certains sujets, les cicatrices deviennent très dures et saillantes et constituent ce qu'on appelle des chéloïdes.

Lorsque les cicatrices se sont produites, malgré toutes les précautions prises, il est quelquefois possible de les modifier, de les rendre moins apparentes par des massages, des applications électriques, l'emploi des rayons X, du radium, par des scarifications, par des procédés chirurgicaux ou des applications médicamenteuses externes. On a également préconisé les injections sous la peau de thyosinamine et de fibrolysine (il en sera question dans le volume sur le *Traitement des maladies du visage*).

Les médicaments internes agissent peu sur les cicatrices. — Pour prévenir les cicatrices acnéiques dans l'acné suppurée, il ne faut jamais presser sur les boutons pour les vider, mais lotionner les parties malades avec de l'eau de Cologne, ou un alcoolat aromatique saturé de salol ou d'acide borique, puis piquer le centre du bouton d'acné avec un scarificateur stérilisé ou avec une épingle rougie au feu. Enfin on essuie à la ouate hydrophile imbibée du même alcool. On peut joindre à ces lotions des pulvérisations boriquées à 20 p. 1000 ou résorcinées à 1 p. 1000.

Pour prévenir les cicatrices de la varicelle, de la varioloïde et de la variole :

1° Dès l'apparition de l'éruption, lotionner le visage

deux à trois fois par jour avec de la ouate stérilisée imbibée de :

Eau de rose......................	260 grammes.
Borate de soude..................	10 —
Glycérine neutre officinale..........	40 —
Teinture de benjoin................	2 —

Et appliquer ensuite la

Pommade.

Liniment oléo-calcaire............	20 grammes.
Lanoline........................	} ãã 5 —
Vaseline neutre..................	
Turbith minéral..................	1 —

2° S'il survient des tendances à la suppuration, c'est-à-dire dès que le contenu du bouton de varicelle, varioloïde ou variole, devient trouble, employer l'une des deux lotions ci-dessous et ensuite la pommade.

Lotion.

Acide salicylique..................	1 gramme.
Eau bouillie......................	1 000 —

ou :

Sublimé...................	$0^{gr},20$ à $\quad 0^{gr},50$
Alcool à 90°......................	40 grammes.
Eau bouillie......................	960 —

ou :

Eau oxygénée à 12 volumes........	200 grammes.
Borate de soude..................	10 —

Coupée de 4 à 5 fois son volume d'eau bouillie chaude.

Puis ensuite :

Pommade.

Vaseline blanche neutre.............	10 grammes.
Lanoline...........................	20 —
Onguent styrax.....................	4 —
Teinture de benjoin...............	1 —
Baume du Pérou....................	XX gouttes.
Glycérolé d'amidon à la glycérine neutre..........................	30 grammes.

Ces mêmes soins pourraient être également employés contre l'acné suppurée.

Je renvoie pour le traitement médical proprement dit des cicatrices aux articles traitant de la physiothérapie (*Radiothérapie, Radiumthérapie*) et à la *Chirurgie esthétique*.

CHROMHIDROSE. — Sueurs colorées survenant chez les nerveux (Voy. **Sueurs**).

CLOUS. — Voy. **Furoncle**.

COLD-CREAMS. — Crèmes cosmétiques dont l'origine est anglaise (crèmes froides). Ils ont pour bases : le blanc de baleine, la cire, l'eau de rose, l'huile d'amandes douces. Dans certains cold-creams, on ajoute : de la glycérine, du beurre de cacao, des préparations savonneuses.

Les cold-creams sont de plus en plus remplacés par les crèmes, qui irritent et dessèchent moins la peau. La cire du cold-cream formant un vernis imperméable à l'air, il s'ensuit à la longue une altération des glandes, l'atrophie de la peau et des rides.

Voici quelques formules de cold-creams auxquelles on ajoute le ou les parfums préférés :

Cire blanche....................	} ãã 20 grammes.
Beurre de cacao.................	
Huile d'amandes douces..........	80 —

Essence de rose....................	VIII gouttes.
Eau de fleurs d'oranger...........	} ãã 8 grammes.
Glycérine........................	

Cold-creams adoucissants.

Huile d'amandes douces..........	} ãã 125 grammes.
Huile d'olive....................	
Cire vierge......................	15 —

Blanc de baleine................	20 grammes.
Jus de concombre................	290 —
Esprit de concombre.............	10 —
Teinture de benjoin.............	5 —

Cire blanche....................	2 grammes.
Beurre de cacao.................	30 —
Eau commune....................	24 —
Baume de La Mecque ou du Pérou...	0ᵍʳ,60

Corps de cold-cream.

Blanc de baleine	180 grammes.
Cire blanche...................	90 —
Huile d'amande.................	645 —
Eau distillée de rose...........	180 —
Teinture de benjoin.............	45 —

Huile d'amandes douces	215 grammes.
Blanc de baleine	60 —
Cire vierge.....................	30 —
Eau distillée de rose...........	60 —
Huile volatile de rose..........	X gouttes.
Teinture de benjoin	5 grammes.

COMÉDONS. — Points noirs du visage accompagnés généralement d'un état gras de la peau (Voy. **Acné, Couperose, Séborrhée, Tannes,** etc.).

CONGÉLATION, GELURE OU ACTION DU FROID SUR LE VISAGE. — Faire des frictions stimulantes froides, puis chaudes; traiter l'érythème et les brûlures; user de corps gras et astringents. La congélation prédispose aux engelures du nez et des oreilles (Voy. les mots **Brûlures, Engelures, Érythème, Gelures**).

Pommade.

Ichtyol.......................		
Résorcine.....................	āā 1 gramme.	
Tanin.........................		
Eau distillée.................	5 —	
Mucilage de gomme arabique.....	āā 30 —	
Huile d'olive.................		

CONGESTION FACIALE. — État de rougeur d'une partie ou de tout le visage. La congestion du visage est fréquente sur le nez et aux pommettes. Elle accompagne la digestion ; elle est d'autant plus accentuée chez les personnes serrées par leurs vêtements ou leur corset, chez les personnes fortes, chez les brunes. La vie en plein air donne un état permanent de rougeur du visage ; il en est de même de certaines maladies du cœur ou des poumons.

Il ne faut pas confondre la congestion avec : la couperose, l'acné, les varicosités superficielles et certaines maladies de peau : *érythèmes, lupus érythémateux* (Voy. ces mots).

Le traitement de la congestion du visage comporte un examen médical préalable de l'état général, des organes et des soins appropriés à cet état. Toute cause congestive doit être éloignée : il faut défendre les vêtements serrés, la lecture ou le travail la tête baissée après les repas ; veiller à l'alimentation et à la régularité des garde-robes. Des purgatifs légers, des bains de pieds simples ou sinapisés seront pris de temps en temps. Le froid aux pieds est une cause de congestion du visage : conseiller les bas ou chaussettes de laine.

Pour la toilette : employer l'eau chaude, pure ou additionnée d'eaux de toilette légèrement alcoolisées ; user de lotions astringentes, par exemple : le lait d'amande astringent de Pépin à base de sulfate d'alumine ; de vinaigres de toilette, de laits virginaux coupés d'eau, de crèmes (Voy. ces mots).

Le massage, l'électricité, sous forme d'effluves statiques et de hautes fréquences, régularisant la circucation, seront utilisés.

Faire des lavages du visage avec :

Oignons de lis......................	125 grammes.
Eau..............................	500 —

Faire bouillir jusqu'à réduction d'un verre.

Ipécacuanha concassé..............	50 grammes.
Eau bouillie......................	500 —

Faire infuser.

Eau distillée......................	100 grammes.
Goudron..........................	20 —
Teinture de benjoin	5 —

Frictions avec :

Alcoolat de lavande..............	15 grammes.
— de vulnéraire	30 —
— de romarin..	100 —
Alcool à 90°.....................	80 —

Appliquer la nuit :

Borate de soude..................	0^{gr},50
Glycérine pure..................	10 grammes.
Eau distillée....................	300 —

Mettre le soir pendant dix minutes :

Soufre sublimé...................	10 grammes.
Alcool à 90°.....................	20 —
Eau de fleurs d'oranger..........	20 —
Glycérine officinale.............	10 —

Uscr des pommades :

Vaseline	60 grammes.
Lanoline	20 —
Sulfate de zinc	8 —
Essence de citron	XX gouttes.

Axonge	60 grammes.
Baume de La Mecque	3 —
Agaric blanc pulvérisé	1 —

Teinture de benjoin	}
— d'hamamelis	} āā 1 gramme.
Tanin	}
Vaseline	20 —

Poudrage après la toilette avec :

Talc	100 grammes.
Acide borique	50 —
Essence de verveine	XX gouttes.

Amidon	100 grammes.
Racines d'iris pulvérisées	20 —
Talc de Venise	15 —

COSMÉTIQUES (Voy. **Fards**). — On appelle souvent de ce nom les bâtons de cosmétiques utilisés pour la barbe et les cheveux (Voy. **Bâtons** et **Barbe**).

Le mot « cosmétiques » s'entend surtout des préparations qui servent aux soins du visage, à l'embellir, à masquer certaines de ses imperfections.

L'histoire des cosmétiques ou de la cosmétique est surtout liée à celle des civilisations raffinées. On en retrouve cependant des traces chez les peuples en apparence sauvages. Le tatouage lui-même constitue un art de décorer la peau. Dans la vieille Égypte, en Grèce, à Rome, à certaines époques de l'histoire de France, la cosmétique a joué un rôle considérable.

Des médecins tels qu'Hippocrate, Celse, Criton

Traité des cosmétiques), Galien ; des écrivains comme
line, Martial, Ovide (*les Cosmétiques*), Juvénal,
Suétone, ont écrit sur les cosmétiques.

Les Romains distinguaient les cosmétiques suivant
l'effet à obtenir. Ils divisaient la cosmétique en *cosmétique proprement dite* ou *ars ornatrix* relatif à
l'hygiène et à l'embellissement du corps, dans laquelle
il n'entrait aucune substance toxique ; et en *commo-
tique* ou *ars fricatrix*, qui correspondait en quelque
sorte au maquillage : c'était l'art de corriger les imperfections naturelles ou de réparer les outrages du temps,
grâce surtout à des fards qui, la plupart, contenaient
des poisons ou des substances dangereuses.

Aujourd'hui, la cosmétique est devenue la parfumerie, et on ne fait plus la différence dans la composition des produits qui sont, soi-disant, tous hygiéniques.
Parmi ces produits, il est des laits, lotions, eaux, qui
jouissent d'une grande vogue contre les taches de la
peau, les duvets ou les rides, tout en étant des plus
toxiques et irritants pour la peau.

Je signalerai en particulier les eaux de Castille, des
Fées, des Roches, du Serpent, du Figaro, le Lait antéphélique Candès, etc., préparations anciennes ou
récentes à base de nitrate d'argent, de sulfate de cuivre,
d'acétate de plomb, de bichlorure de mercure.

Il serait à désirer que la loi qui régit les produits
de pharmacie et les règlements relatifs aux *substances
toxiques*, aux *produits chimiques et pharmaceutiques*,
soit appliquée aux cosmétiques et qu'on oblige les
parfumeurs à inscrire sur tout produit contenant des
substances toxiques ou irritantes une mention spéciale
pour mettre en garde ceux qui les emploient.

Cela se fait en pharmacie; il n'y a point de raison pour ne pas l'exiger des produits de parfumerie et de cosmétique.

COU. — Les soins à donner au cou sont les mêmes que ceux pour le visage. Il est plus facile que pour ce dernier de le préserver de l'action du froid, du soleil, des poussières. Il faut se défier des cols, des rubans, des fourrures, qui, selon qu'ils sont préparés avec des teintures ou apprêts, peuvent déterminer au cou des éruptions artificielle s.

Il est préférable de laisser le cou nu et dégagé. Tout ce qui le serre est nuisible et facilite la production de la couperose.

COUPEROSE. — Voy. **Congestion faciale** et le volume du *Traitement des maladies du visage.*

La couperose est un état congestif permanent de la peau qui vient généralement avec l'âge. Certaines peaux, trop sèches ou trop grasses, y sont prédisposées. Une alimentation trop riche, les excitations nerveuses, les affections des organes génitaux, les irrégularités des règles la provoquent.

Mêmes soins que pour la congestion chronique du visage.

Traiter en même temps l'acné, les dartres, les séborrhées (Voy. ces mots). Les scarifications ou l'électrolyse sont souvent nécessaires pour faire disparaître les petits vaisseaux qui forment comme des varices à la surface de la peau. Les pulvérisations chaudes sont utiles.

User toujours d'eau très chaude; utiliser les infusions de tilleul, de grande consoude (50 grammes pour 1 000 d'eau, faire bouillir); l'eau de son, l'eau boriquée. Applications le soir de compresses imbibées de :

Décoction de bois de genièvre........	25 grammes.
Eau boriquée à 20 p. 1 000...........	30 —
Fleurs de soufre...................	10 —
Alun..............................	3 —
Camphre........................	1 —
Glycérine	10 —
Alcool à 90°	10 —

A laisser deux à trois heures. (De Genee).

Lavages avec :

Baume du Pérou..................	0^{gr},75
Lait de soufre....................	1^{gr},50
Alcool camphré	3 grammes.
Eau de rose.....................	200 —

(De Janeiro).

Badigeonnages avec :

Acide salicylique	1 gramme.
Eau distillée	500 —

ou :

Sulfure de potassium..............	6 grammes.
Sulfate de zinc...................	6 —
Glycérine........................	10 —
Eau distillée de plantain...........	100 —

ou :

Eau de fleurs d'oranger............	100 grammes.
Eau de laitue................. ...	100 —
Sulfate de zinc...................	10 —

Appliquer les pommades, crèmes ou mixtures :

Cold-cream....................	āā 10 grammes.
Pommade de concombre..........	
Oxyde de zinc...................	1 —
Essence de violette..............	11 gouttes.

Fleurs de soufre...............	āā 10 grammes.
Glycérine officinale..............	
Alcool camphrée...............	5 —
Eau de rose....................	75 —
Talc..........................	10 —

Huile d'amandes douces..........	15 grammes.
Talc de Venise..................	
Amidon........................	āā 5 —
Oxyde de zinc..................	

Pâte à s'appliquer le soir :

Oxyde de zinc	10 grammes.
Soufre précipité	8 —
Huile d'olive	50 —
Vaseline camphrée	15 —
Axonge (benzoïné)	20 —

Poudre astringente.

Talc de Venise	150 grammes.
Craie préparée	25 —
Camphre	6 —
Sous-nitrate de bismuth	10 —
Alun	3 —

M. Pépin, pharmacien, successeur de Rogé-Cavalhiès, compose un certain nombre de préparations astringentes utilisables pour la couperose :

Eau bleue (Pépin), composée d'alcool très faible, d'hydrolat de laurier-cerise, d'eau de rose, d'ulmaire, de melilot et d'essence de menthe ; parfumée au jasmin, héliotrope et rose.

Mode d'emploi. — Imbiber un coton que l'on passe sur le visage.

Eau rose (Pépin), à base d'antipyrine dissoute dans des eaux distillées aromatiques, parfumée à la rose et colorée. Même usage que l'eau bleue.

CRÈMES. — Les crèmes sont de tous les produits cosmétiques ceux dont l'utilisation est la plus fréquente (Voy. *Hygiène du visage*).

Les crèmes ont l'inconvénient des fards ; dès qu'on a commencé à s'en servir, on ne peut plus s'en passer.

Il faut mettre de la crème pour protéger la figure contre le froid, le grand air, le soleil.

On ne doit pas s'habituer aux crèmes si la peau est saine, ni sèche ni grasse. Quand arrive l'âge où la peau commence à se couperoser, à se flétrir et à se rider, les crèmes peuvent être indispensables, surtout pour empêcher le visage de vieillir.

Les crèmes servent à fixer les poudres de riz, à en assurer l'adhérence et à rendre leur emploi moins nocif pour le visage.

M. Pépin, pharmacien, a composé dans ce but une crème appelée **Crème Santa-Rita** ; elle est à base d'hydrolats faiblement gélatinés et de stéarate d'ammoniaque.

Mode d'emploi. — Voici comment il conseille de l'employer : prendre très peu de crème, l'étaler en allant de la ligne médiane vers les cheveux. Saupoudrer de poudre de riz. Enlever très légèrement l'excès de poudre. Cette crème s'enlève facilement à l'eau et se conserve bien.

Les crèmes, pour être inoffensives, doivent contenir beaucoup d'eau. Leur préparation exige un mélange intime, par un long battage, des hydrolats ou eaux aromatiques et des corps gras.

Il faut toujours, dans l'application des crèmes, tenir compte de l'état gras ou sec de la peau du visage, ainsi que de son état congestif (Voy. *Hygiène du visage*).

Je donne ici un certain nombre de formules de crèmes. En réalité quelques-unes de ces préparations ne sont pas des crèmes au sens absolu du mot, puisque la condition essentielle d'une crème doit être de contenir beaucoup d'eau ou de substances aqueuses.

Crèmes grasses. — A base de vaseline neutre, de lanoline, de stéarates : de soude, de potasse, d'ammoniaque. Ces crèmes, qui doivent être neutres (ni acide, ni alcaline) conviennent aux peaux sèches. La lanoline, qui doit toujours être de la lanoline pure anhydre, communiquant aux crèmes une mauvaise odeur, il faut toujours masquer celle-ci par des parfums.

On augmente l'adhérence des crèmes par la gélatine ou la gélose (Cerbelaud-Pepin).

On y incorpore souvent de l'oxyde de zinc en faible quantité pour en augmenter la consistance et la blancheur, ou encore du carbonate de magnésie. On facilite enfin le mélange intime des différentes parties constituantes d'une crème par l'adjonction de gomme adragante, de caséine.

Crème rafraîchissante.

Huile de vaseline................	} āā 10 grammes.
Huile d'amandes douces..........	
Essence de lavande..............	} āā 1 —
— de romarin..............	
Carbonate de magnésie	} āā Q. S.
Talc............................	

(Gastou et Guillot).

Crème de lanoline pour les rides et les feux du rasoir.

Lanoline anhydre (de Vigier)........	125 grammes.
Eau distillée de rose...............	10 —
Eau distillée d'hamamelis..........	65 . —

(Cerbelaud).

Crème au stéarate d'ammoniaque.

Acide stéarique purifié.............	100 grammes.
Eau distillée de rose...............	455 —
Glycérine neutre à 30°	400 —
Ammoniaque pure officinale........	30 —
Solution d'ammoniaque au millième environ..	5 —
Extrait de Chypre.................	15 —

(Cerbelaud).

Crème à l'oxyde de zinc.

Oxyde de zinc par sublimation........	$2^{gr},50$
Glycérolé d'amidon.................	20 grammes.
Crème au stéarate parfumé.........	80 —

(Cerbelaud).

Vaseline neutre................	$\bar{a}\bar{a}$ 10 grammes.
Lanoline......................	
Oxyde de zinc.................	3 —
Essence de lavande	V gouttes.
Eau de rose...................	5 grammes.

(Cerbelaud).

Crème à la rose.

Lanoline anhydre..............	$\bar{a}\bar{a}$ 100 grammes.
Vaseline blanche extra..........	
Essence de géranium rosat.......	$0^{gr},60$
Eau de rose	100 grammes.

(Cerbelaud).

Crème au stéarate.

Acide stéarique pur..............	300 grammes.
Glycérine neutre à 30°...........	900 —
Eau distillée de rose.............	1 200 —
Lessive de soude...............	60 —
Essence de rose d'Orient..........	1 —
ou parfum au choix.	

(Cerbelaud).

Crème gélatinée.

Greneline ou gélatine (blanc-manger).	8 grammes.
Eau distillée de rose..............	450 —
Glycérine neutre à 30°,...........	300 —
Acide stéarique pur..............	75 —
Lessive de soude...............	15 —
Parfum à volonté.	

(Cerbelaud).

Crèmes sèches. — A base de glycérolé d'amidon,

de savon, de gélatine, de concombres ; ces crèmes conviennent en général aux peaux grasses. Le mieux est d'ajouter dans leur préparation des substances légèrement astringentes. On les emploie souvent avec de la poudre de riz (Voy. au mot **Poudre** le mode d'emploi des crèmes et poudres combinées).

Crème au glycérolé d'amidon.

Cette crème, signalée dans l'ouvrage de Cerbelaud, est de préparation compliquée. Elle contient :

Amidon de blé ou arrow-root.......	10 grammes.
Eau distillée de rose...............	20 —
Glycérine neutre à 30°.............	145 —
Teinture de benjoin	3 —
Teinture de Panama...............	3 —
Oxyde de zinc pulvérisé.............	7^{gr},50
Coumarine.......................	0^{gr},30
Héliotropine	0^{gr},30
Teinture d'ambre gris au centième.....	1 gramme.
Solution de musc artificiel en gros cristaux à 6 p. 1000	1 —

(Cerbelaud).

Crème au glycérolé et savon.

On ajoute à la crème précédente 10 grammes de savon blanc de Marseille.

(Cerbelaud).

Crème à l'oxyde de zinc.

Cold-cream	
Pommade de concombre..........	ãã 10 grammes.
Lanoline......................	20 —
Oxyde de zinc	10 —

(Gastou et Guillot).

Crème boratée.

Glycérine chimiquement pure à 30°.	250 grammes.
Amidon pulvérisé..................	20 —
Biborate de soude.................	4 —
Essence de rose.	} ā̄ 1 gramme.
Essence de bergamote...........	
	(Marlay).

Cold-cream...........	}
Pommade de concombre.........	} ā̄ 10 grammes.
Lanoline......................	}
Parfum.......................	Q. S.

Il existe, dans le commerce, toute une série de préparations crémeuses à base d'acide stéarique ou d'oxyde d'étain, de glycérine et de substances aqueuses. Ces préparations donnent un éclat particulier au teint, mais il ne faut pas oublier que l'étain est caustique et qu'il subit des transformations chimiques multiples, dangereuses pour la peau.

Crèmes indifférentes, mixtes, médicamenteuses. — Ces crèmes à base de liniment oléo-calcaire, de sapolan, de diadermine, de lanoline mélangés avec des hydrolats, de pommades de concombre ou de banane, conviennent à la plupart des peaux.

Depuis quelques années, on utilise les crèmes oxygénées à base de vaseline oxygénée ou vasogène. Les crèmes oxygénées sont antiseptiques et ont une action modificatrice sur les visages présentant des tendances à l'acné, aux comédons (tannes), aux pigmentations et aux desquamations (dartres).

Crème stimulante.
Pour les peaux atones, flasques, sujettes aux rides.

Baume du Commandeur............	15 grammes.
Essence de cannelle.....	V gouttes.
— d'eucalyptus...............	XX —
Onguent styrax....................	1 gramme.
Poudre de gomme arabique.........	Q. S.

Pour crème épaisse.

(Gastou et Guillot).

Cold-cream.

Lanoline anhydre...............		30 grammes.
Huile d'amandes douces	ãã 3 —	
Oxyde de zinc....................		
Essence de lavande.............	ãã III gouttes	
Teinture de quillaya		

(Gastou et Guillot).

Crème antiseptique.
Pour les peaux irritables avec tendance à l'acné.

Calomel à la vapeur.............		1 gramme.
Sous-nitrate de bismuth..........		2 —
Lanoline......................	ãã 10 —	
Vaseline......................		

(Gastou et Guillot).

Crème résolutive contre la congestion
et la couperose du visage.

Oxyde de zinc....................	10 grammes.
Acétate neutre de plomb............	1 —
Liniment oléo-calcaire	15 —
Lanoline......................	5 —
Vaseline neutre..................	10 —

(Castou et Guillot).

Crème fluide.
Pour les peaux grasses à tendance acnéique ou eczémateuse.

Liniment oléo-calcaire	80 grammes.
Lanoline.........................	10 —
Baume du Pérou....................	XX gouttes.
Ichtyol..........................	5 grammes.
Huile de goménol..................	5 —
Essence de lavande................	1 —
Talc	
Carbonate de magnésie	$\tilde{a}\tilde{a}$ Q. S.

(Gastou et Guillot).

Crème astringente et tonique.
Pour les visages sujets à la couperose et aux rides.

Vaseline.........................	
Lanoline.........................	$\tilde{a}\tilde{a}$ 60 grammes.
Tanin............................	5 —
Baume du Pérou..................	1 —

(Gastou et Guillot).

Crème contre les dartres.

Liniment oléo-calcaire...........	10 grammes.
Oxyde de zinc....................	5 —
Chlorhydrate de cocaïne.........	0^{gr},50
Tanin...........................	1 gramme.
Vaseline........................	
Lanoline........................	$\tilde{a}\tilde{a}$ 5 grammes.

(Gastou et Guillot).

Crème indifférente.

Liniment oléo-calcaire...........	20 grammes.
Oxyde de zinc...................	10 —
Lanoline........................	
Vaseline........................	$\tilde{a}\tilde{a}$ 10 —
Talc............................	20 —

(Gastou et Guillot).

Crèmes pour peaux grasses luisantes.

Teinture de benjoin.............. 1 gramme.
Borax....................... 2 —
Lanoline.................... 10 —
Huile d'amandes douces.........)
Eau de fleurs d'oranger......... } ãã 30 —
Gomme adragante .... 0^{gr},50
Talc....................... Q. S. pour crème.

     (Gastou et Guillot).

Crème pour peaux dartreuses avec acné,
rougeurs, tannes.

Essence de romarin..............)
Essence de lavande .... } ãã 30 grammes.
Huile de vaseline................)
Huile d'amandes douces......... |
Soufre précipité................ } ãã 10 —
Savon noir...................)
Glycérine.................... 20 —
Teinture de quillaya............ XXX gouttes.
Carbonate de magnésie pulvérisé..)
Talc de Venise................ } Q. S.

     (Gastou et Guillot).

Crème adhérente.

Glycérine.................... 30 grammes.
Eau de rose .... 10 —
Essence de verveine............. XX gouttes.
Oxyde de zinc................ 5 grammes.
Gomme adragante..... Q. S. pour faire la liaison.

Crème pour peaux eczémateuses et acnéiques.

Essence de verveine.............. XXX gouttes.
Essence de lavande.............. XXX —
Goménol pur.................. XX —

GASTOU. — Formulaire cosmétique.   5

Ichtyol........................... 5 grammes.
Huile de vaseline.................. 10   —
Vaseline.......................... 10   —
Lanoline.......................... 20   —
Liniment oléo-calcaire 40   —
Carbonate de magnésie........... } Q. S.
Talc.............................. }

(Gastou et Guillot).

Crèmes stimulantes (flaccidité de la peau, anemie, rides).

1° Peaux sèches :

Essence de cannelle............... X gouttes.
Essence d'eucalyptus.............. XX   —
Onguent styrax................... 1 gramme.
Baume du Pérou .... XXX gouttes.
Huile de vaseline................. 25 grammes.
Carbonate de chaux.............. 12   —

2° Peaux grasses :

Baume du Commandeur .... 15 grammes.
Essence de cannelle .... V gouttes.
Essence d'eucalyptus............. XX   —
Onguent styrax................... 1 gramme.
Poudre de gomme arabique. Q. S. pour crème épaisse.

(Gastou et Guillot).

Ces crèmes sont stimulantes, antiseptiques, modificatrices, pour les peaux ayant des tendances aux rougeurs, boutons suppurés, acné, dartres, poussées congestives (Gastou et Guillot).

Crème grasse pour peaux sèches.

Essence de lavande .... 1 gramme.
Acide phénique.................. $0^{gr},50$
Ichtyol .... 5 grammes.
Huile goménolée................ } $\tilde{a}\tilde{a}$ 10   —
Vaseline........................ }
Lanoline........................ 20   —
Liniment oléo-calcaire........... 60   —
Carbonate de magnésie.......... } Q. S. pour crème
Carbonate de chaux............. } demi-fluide.

Crème sèche pour peaux grasses.

Goménol pur......................	XX gouttes.
Essence de verveine..............	XX —
Ichtyol.........................	XX —
Baume du Pérou..................	15 grammes.
Lanoline	20 —
Liniment oléo-cacalire..........	40 —
Carbonate de magnésie	Q. S.
Talc...........................	

Crème tonique pour peaux sèches, irritables, congestives.

Teinture de benjoin..............	X gouttes.
Styrax liquide...................	X —
Lait d'amande....................	5 grammes.
Lanoline........................	5 —
Huile de vaseline................	10 —
Vaseline	10 —
Teinture de quillaya	X gouttes.

(Gastou et Guillot).

Peaux grasses.

Eau de rose......................	50 grammes.
Blanc de baleine.................	30 —
Suc d'oignons de lis..............	10 —
Teinture de myrrhe...............	5 —
Alun en poudre	2 —

Crème fluide pour combattre les rides, les feux ou rougeurs et donner la fraîcheur du teint.

Lanoline anhydre	125 grammes.
Eau distillée de rose.............	25 —
Eau distillée d'hamamelis.........	50 —

Pour peaux luisantes.

Cold-cream très frais.............	30 grammes.
Acétate de zinc..................	$0^{gr},10$
Essence de rose..................	1 gramme.

A appliquer une demi-heure matin et soir.

Peau sèche et boutonneuse.

Cérat............................. 20 grammes.
Huile d'amandes douces............. 5   —
Blanc de baleine................... 20   —

Crème indifférente pour peaux irritables.

Vaseline........................ } ãã 5 grammes.
Lanoline........................
Essence de lavande .... XX gouttes.
Essence de goménol XXX   —
Liniment oléo-calcaire............ 25 grammes
Carbonate de magnésie.......... Q. S.
(Gastou et Guillot).

Crème pour peaux grasses acnéiques.

Talc..........................)
Sous-nitrate de bismuth......... } ãã 2 grammes
Ichtyol.......................)
Teinture de benjoin............. X gouttes.
Lanoline....................... } ãã 10   —
Lait d'amandes.................)
Glycérolé d'amidon.....,........ 15   —
(Gastou et Guillot).

Peaux sèches.

Eau de rose...................... 15 grammes.
Beurre de cacao.................. 10   —
Miel de Narbonne 15   —
Blanc de baleine................. 25   —
Huile d'amandes douces........... 25   —
Glycérine neutre................. 5   —

Crème pour assouplir l'épiderme
et fixer la poudre de riz.

Crème au stéarate de soude à 40 p. 100 dans :
Glycérine neutre................. 80 grammes.
Glycérolé d'amidon............... 20   —
Héliotropine.................... } Pour parfumer.
Musc....... ....,......)

Pour peau boutonneuse.

Dermatol...............................	2	grammes.
Oxyde de zinc.........................	5	—
Talc..................................	10	—
Vaseline..............................	20	—
Lanoline	10	—

Crème calmante pour visages irritables pour aller au grand air et au soleil.

Cold-cream...........................	40	grammes.
Pommade de concombre.............	20	—
Lanoline..............................	15	—
Vaseline..............................	10	—
Oxyde de zinc........................	5	—

Crème pour le même usage.

Huile de vaseline .... ⎱	40	grammes.
Lanoline........................... ⎰		
Liniment oléo-calcaire............	80	—

Formules diverses de crèmes mixtes convenant en général à tous les visages.

Glycérolé d'amidon neutre..........	100	grammes.
Oxyde de zinc	10	—
Eau de rose.........................	10	—
Teinture de benjoin	1	—
Essence.............................	Q. S.	

Lanoline anhydre....................	350	grammes.
Huile d'olive........................	130	—
Acide borique.......................	20	—
Glycérine...........................	100	—
Eau de rose.........................	50	—

Cire blanche........................	30	grammes.
Axonge	250	—
Eau de rose.........................	5	—

Acide stéarique.....................   30 grammes.
Glycérine neutre à 30°...............   90   —
Eau distillée de rose................   150   —
Lessive de soude.....................   6   —
Essence d'amandes amères.............   1 goutte.
Essence de roses d'Orient............   11   —
Extrait de jasmin ....   4 grammes.
Solution de musc artificiel..........   1   —

(Cerbelaud).

———

Lanoline.............................   5 grammes.
Huile d'amandes douces...............   5   —
Soufre précipité.....................   5   —
Oxyde de zinc........................ $2^{gr},50$
Extrait de violette................. $0^{gr},50$
Extrait d'orcanette pour colorer en rose.

(Monin).

———

Eau de laurier-cerise.............. ⎫
Glycérine neutre.................. ⎬ āā 30 grammes.
Benjoin...........................   5   —
Eau de rose.......................   30   —
Eau de fleurs d'oranger...........   30   —

———

Amidon.............................   1 gramme.
Glycérine ....   32 grammes.
Essence de rose ....   111 gouttes.
(De Regla).

———

Oxyde de zinc par sublimation....... $2^{gr},50$
Glycérolé d'amidon..................   20 grammes.
Crème au stéarate parfumée.........   80   —
(Cerbelaud).

———

Lanoline anhydre (Vigier)..........   100 grammes.
Vaseline blanche extra.............   100   —
Extrait de géranium rosat.......... $0^{gr},60$
Eau de rose........................   100 grammes.
(Cerbelaud).

———

Vaseline rectifiée..................   20 grammes.
Huile odorante..................   Quelques gouttes.
(De Staff).

———

Boro-salicylate de soude	20 grammes.
Glycérolé d'amidon	40 —
Lanoline	18 —
Vaseline américaine	22 —
	(Monin).

Je me suis, à dessein, étendu longuement sur les crèmes, car elles sont, de tous les cosmétiques, les plus employées. Je crois utile d'insister encore à leur sujet sur certains points.

Conditions hygiéniques et qualités cosmétiques que doivent remplir les crèmes. — Les crèmes, par leur composition, doivent se rapprocher le plus possible des sécrétions de la peau, de la qualité de celle-ci, de son état gras, sec ou humide. Les crèmes sont des préparations qui se rapprochent des émulsions ou laits ; ce sont en réalité des émulsions ou laits solides qui rappellent la crème du lait, d'où leur nom (Voy. le mot **Laits**).

Les crèmes ne doivent pas empêcher la respiration de la peau et la sortie des sécrétions : matière sébacée, graisse, sueur.

Les crèmes doivent être absorbées par la peau et, pour remplir ce but, contenir le plus de substances aqueuses possible.

Elles ne doivent être ni acides, ni capables de fermentations, ni contenir des substances d'odeurs fortes ou désagréables.

Substances et produits qui peuvent entrer dans la composition des crèmes ; leurs avantages et leurs inconvénients. — Il entre dans la composition des crèmes :

1° Des eaux et substances liquides, variables suivant l'action à obtenir sur la peau :

Eau simple, distillée et stérilisée; eaux distillées ou aromatiques : eau de rose, de fleurs d'oranger, de laurier-cerise ; eaux ou solutions médicamenteuses : eau d'hamamelis, d'antipyrine.

2° L'alcool à différents degrés, la glycérine, la teinture de quillaya.

Il est très important que ces trois dernières substances, si elles sont employées en nature, le soient en petite quantité; car elles dessèchent et irritent la peau.

3° Des corps gras et des excipients solides, qui constituent la base des crèmes et leur donnent leur consistance crémeuse. Ces corps gras et ces excipients sont :

Axonge. — Graisse de porc ou saindoux, substance difficilement stérilisable, rancissant facilement, insoluble dans l'eau, inutilisable si elle n'est pas mélangée au benjoin (qui empêche la fermentation), dans la proportion de 3 à 5 grammes p. 1 000.

Banane. — Elle contient : des acides gallique, malique, pectique ; de la gomme, de l'albumine, du sucre, des matières grasses, de l'alcool. Le suc de bananes est isolant, tonique et stimulant sans dessécher la peau.

Beurre de cacao. — Matière grasse extraite du cacao, ayant les mêmes propriétés et usages que les huiles.

Cérats. — Préparations à base de cire, d'huile et d'eau, les cérats se conservent et se mélangent mal aux autres substances. Par l'huile qu'ils contiennent et qui est absorbée, ils graissent souvent trop la peau. Ils sont peu cosmétiques.

Blanc de baleine ou spermaceti. — Il n'est pas soluble dans l'eau.

.l est dissout par l'alcool, l'éther et les huiles. On l'emploie surtout pour faire les cold-creams.

Cire. — Produit sécrété par les abeilles. Elle entre dans la composition des cold-creams, sert à donner de la consistance aux pommades. Sa fusion à une température élevée vers 63°, son insolubilité dans l'eau ne la rendent pas propre à la confection des crèmes. Elle se mélange aux corps gras et aux huiles.

Cold-creams. — Employés autrefois purs. Ils entrent actuellement comme base dans les crèmes. Mais ils se conservent mal, se mélangent difficilement aux autres substances ; leur préparation est compliquée ; leurs incompatibilités sont nombreuses.

Très rapidement ils rancissent et, si on les applique sur la peau, ils l'irritent.

Colloïdales (Préparations). — Récemment M. Carrion a préparé comme excipient une substance colloïdale contenant de l'oxyde de zinc ; ce colloïde, de nature végétale, neutre, sans corps gras, miscible à l'eau, ne rancissant pas et n'irritant pas les téguments, peut être employé avec avantage pour des crèmes, à utiliser sur les peaux grasses.

Diadermine. — Composé chimique introduit depuis peu dans la thérapeutique et pouvant servir de base aux crèmes indifférentes.

C'est un savon mou à la glycérine, contenant de l'acide stéarique, de la glycérine, de l'eau et de faibles proportions d'ammoniaque.

Elle se rapproche des stéarates ; elle est blanche, inodore, neutre, stérilisable, miscible à l'eau, aux substances solides et liquides. Son pouvoir d'absorption par la peau, sa pénétration dans celle-ci et son inaltérabilité seraient, d'après les expériences faites, une indication d'emploi pour la confection des crèmes.

Gélatine. — La variété appelée *grenetine* est surtout utilisée pour les crèmes, dont elle augmente la consistance et l'adhérence à la peau. Elle doit toujours être stérilisée avant de l'incorporer.

Gélose ou agar-agar. — C'est une gelée végétale. Elle a des propriétés analogues aux gélatines, mais a l'inconvénient d'être très propice au développement des microbes.

Glycérine. — Très employée en cosmétique, la glycérine doit être neutre et mélangée à l'eau pour éviter son action irritante. Elle s'unit difficilement aux corps gras et essences ; elle se mélange aux savons, à la gélatine, mais elle a de nombreuses incompatibilités.

Il est peu de corps dont il soit aussi difficile de déterminer la tolérance ou l'intolérance par la peau En général, elle irrite les peaux sèches et conviendrait mieux aux peaux grasses. Mais c'est surtout avec la glycérine que l'on voit se produire, par le mélange avec les acides gras de la peau, des combinaisons chimiques des plus irritantes.

La glycérine, mélangée à parties égales à l'eau de roses, est généralement tolérée par toutes les qualités de peau.

Glycérolé d'amidon. — L'amidon a pour avantage d'augmenter la consistance de la glycérine, de la rendre moins irritante, plus facilement miscible à d'autres substances.

Si les préparations à base de glycérine ont l'avantage de ne pas graisser la peau, d'être inaltérables et facilement enlevées par des lavages à l'eau, leur inconvénient est de se liquéfier très facilement ; d'où la nécessité, pour les crèmes à base de glycérine, d'être toujours de préparation récente. La glycérine en nature se mélange difficilement aux corps gras ; on peut faire des émulsions ou laits avec ces corps, mais la glycérine s'en sépare.

La glycérine ou le glycérolé d'amidon entrent dans la composition de la plupart des crèmes du commerce.

Huiles. — Les crèmes à base d'huile utilisent surtout l'huile d'amandes douces, qui convient aux peaux sèches farineuses. Cette huile rancit facilement. Elle s'incorpore avec la vaseline, la lanoline surtout, par l'adjonction de poudres inertes. Il est nécessaire d'y incorporer un antiseptique. Les amandes douces remplacent souvent l'huile en nature. Elles sont surtout utilisées sous formes d'émulsions ou de laits.

Lanoline (hydratée). — Extraite du suint de la laine du mouton, elle a l'avantage de se mêler à l'eau et aux corps gras, d'être neutre et facilement absorbée par la peau, surtout si on l'associe à la vaseline. Ses inconvénients sont d'être légèrement irritante, très visqueuse et d'odeur désagréable.

C'est une base utile pour les crèmes dites indifférentes.

Liniment oléo-calcaire. — A base d'eau de chaux et d'huile d'amandes douces, à parties égales, ce liniment, associé à la lanoline ou à la vaseline, à des eaux distillées, à des poudres, permet d'obtenir une base de crème indifférente qui m'a paru avoir des indications multiples comme utilisation cosmétique.

Pommade de concombre. — La base de suc de concombre a des propriétés rafraîchissantes, calme les démangeaisons et agit contre les dartres. C'est pourquoi on l'incorpore à des corps gras pour en faire une pommade que l'on introduit dans la préparation des crèmes, émulsions et laits (Voy. ce mot).

Paraffine. — Dérivée du pétrole. Liquide, elle est d'apparence huileuse et incolore ; solide, elle est d'aspect blanchâtre. De faibles quantités de paraffine augmentent la consistance des crèmes. Elle peut remplacer la vaseline ou s'y mélanger.

Sapolan. — Produit complexe, combinaison de naphte, de lanoline et de savon. Le sapolan peut se mélanger à une grande proportion d'eau.

Sa couleur brunâtre est un obstacle à son emploi dans la confection des crèmes. Il convient par le savon qu'il contient pour les peaux grasses ; par le naphte aux peaux sèches ou qui pèlent.

Savon. — Il est quelquefois employé sous sa forme habituelle : savon blanc de Marseille râpé, mélangé à la glycérine et au glycérolé d'amidon. Généralement on utilise le savon amygdalin, ou les stéarates.

Savon amygdalin. — Mélange de stéarates, palmitates et oléates solidifiés, obtenu par l'action de la soude caustique sur l'huile d'amandes douces. Il ne contient ni glycérine, ni alcalins en excès (Lyon et Loiseau). Il forme des émulsions, ainsi que le savon blanc, avec la cire, le blanc de baleine, les pommades à base d'huiles, les huiles essentielles et les résines.

Stéarates de potasse, de soude, d'ammoniaque. — Ce sont des sortes de savons résultant de la combinaison de l'acide stéarique avec des lessives de soude, de potasse ou avec l'ammoniaque. Les stéarates ont l'avantage d'assouplir la peau et de fixer les poudres de riz (Cerbelaud). Les crèmes au stéarate sont des mélanges contenant de la glycérine et de l'eau. Elles sont neutres et indifférentes.

Vaselines. — Produits retirés de la distillation du pétrole.

Les vaselines sont liquides (huile de vaseline) ou solides.

Ces corps ne fermentent pas, s'altèrent peu à l'air, sont insolubles dans l'eau et la glycérine. Les vaselines ne sont pas absorbées par la peau, à moins de leur ajouter de la lanoline.

Pour l'emploi cosmétique, il est indispensable que la vaseline soit absolument neutre. Dans les crèmes, la vaseline est mélangée de lanoline et d'eau. Ne s'absorbant pas ou peu, elle forme un enduit protecteur à la peau. Les crèmes à base de vaseline, à cause des dérivés du pétrole dont est tirée la vaseline, nettoient la peau, mais la dessèchent, l'irritent et la congestionnent à la longue.

Vasogènes. — Ou vaselines oxygénées : se mélangent à l'eau et à d'autres produits, en formant des émulsions. On appelle également la vaseline oxygénée *vasenol*. Les vasogènes, par l'oxygène qu'elles contiennent, sont indiquées dans la confection des crèmes contre les taches de la peau ; elles sont en outre antiseptiques.

4° ***Des combinaisons complexes employées en nature ou comme bases de crèmes***. — La plupart de ces combinaisons sont des préparations médicamenteuses (1). J'ai déjà mentionné ci-dessus le sapolan, le liniment oléo-calcaire.

(1) Voy. les volumes : Médications et Thérapeutique.

On a essayé récemment un mélange de glycérine, savon neutre et eau oxygénée, comme crème ou base de crème. On emploie également le mélange : glycérine, eau de rose et eau oxygénée.

5° *Des poudres*. — Les poudres qui entrent dans la composition des crèmes sont analogues à celles dont le mélange constitue les poudres de riz. Ce sont : la poudre d'amidon de blé, de fécule, l'arrow-root, le carbonate de magnésie, le talc, le carbonate de chaux, l'oxyde de zinc, l'ectogan.

Les poudres sont mises en petite quantité et ne servent qu'à augmenter la consistance de l'émulsion et à en assurer la liaison.

6° *Des parfums*. — Le nombre de parfums incorporés aux crèmes est considérable. Ce sont des huiles essentielles ou essences (héliotrope, violette, etc.), des produits animaux (ambre, musc), des résines (benjoin, styrax), des produits synthétiques (vanilline, ionone).

Je signalerai à propos de ces derniers produits qu'ils produisent parfois des éruptions : telle la vanilline.

7° *Des matières colorantes*. — Les crèmes sont quelquefois colorées avec des carmins, de l'éosine, de l'orcanette, de la teinture de cochenille.

Cerbelaud recommande d'ajouter aux crèmes, pour obtenir la coloration de la peau, des traces de caramel, de teinture de safran ou de terre de Sienne.

8° *Des substances chimiques*. — Employées pour faciliter les mélanges, assurer la conservation ou modifier l'action des crèmes.

Les crèmes dans lesquelles entrent des composés chimiques, de l'ammoniaque, de la soude ou des médicaments, deviennent de véritables pommades médicamenteuses (Voy. le fascicule *Thérapeutique des maladies du visage*).

Mode de préparation des crèmes. — Le mode de préparation des crèmes est complexe, variable avec la composition. Les crèmes étant en même temps des émulsions grasses et des mélanges aqueux, il est indispensable de mêler intimement leurs différentes parties constituantes.

La glycérine, les solutions aqueuses, la lanoline, les eaux distillées, l'alcool sont mélangés à froid aux poudres par trituration prolongée au mortier.

Les corps gras sont au préalable dissous à chaud ou à froid dans leurs dissolvants. La gélatine est dissoute au préalable dans l'eau chaude. Si une crème contient de l'eau, de l'alcool, de la glycérine et de la vaseline, il est nécessaire d'incorporer une ou deux fois leur poids de lanoline (Cerbelaud).

Pour obtenir l'association des mélanges de poudre en solution alcoolique ou aqueuse et des corps gras, il faut se servir d'agents émulsionnants, qui sont : 1° la gomme arabique ou adragante, les gelées, la gélatine ; 2° le blanc d'œuf, le lait, la caséine ; 3° la saponine, la teinture de quillaya, le savon (E. Gérard).

L'émulsion se fait au mortier, généralement à froid.

Incompatibilités dans la fabrication des crèmes. — Il existe un certain nombre de substances qu'il est difficile ou impossible d'associer entre elles dans la confection des crèmes. Ainsi la glycérine n'est pas miscible en nature aux corps gras, à la vaseline, à la lanoline. Elle rend acide le borate de soude.

Voici quelques incompatibilités, d'après Cerbelaud :

1° L'iode avec les crèmes au glycérolé donne une coloration violette ;

2° La teinture de gaïac et la gomme adragante : coloration violette ;

3° Les alcalis, les carbonates de soude et de potasse, le musc dégagent avec les stéarates d'ammoniaque de l'ammoniaque;

4° Le carmin avec les crèmes au stéarate colore en violet ;

5° Les incorporations de soufre avec du mercure donnent une teinte noire. D'où ne pas se laver avec une préparation soufrée si on fait usage d'une crème à base de sel mercuriel.

Quand doit-on se servir de crèmes ? — Un visage sain, une femme jeune n'ont pas besoin de crèmes.

Il faut éviter, à moins d'indications spéciales, l'application de crème la nuit : la crème bouche les orifices des glandes et empêche les fonctions normales de la peau.

Les applications doivent être faites dans la matinée, au lever, jusqu'au moment de la sortie.

Pour la toilette, les crèmes sont utilisées en couche très mince pour fixer la poudre de riz.

Pour la santé du visage, la crème est indiquée :

1° Pour les peaux sèches, dartreuses ; 2° chaque fois que le visage est soumis à l'influence du soleil, de l'air, des variations de température (bord de la mer, courses en montagne, en bicyclette, en automobile).

Pour les maladies ou imperfections du visage : dans les cas où la peau est brillante, couverte d'acné, de points noirs, de petits orifices ; sur les peaux avec rides ou taches.

Il est de toute façon préférable de ne pas employer

de crème avant la trentaine et se rappeler que, dès qu'on en a commencé l'emploi, on ne peut plus s'en passer.

Mode d'emploi de la crème. — Manière de l'enlever. — Pour appliquer la crème, on la met sur un petit tampon d'ouate hydrophile stérilisée ou sur un linge très fin ; on étale légèrement, en suivant le sens des plis de la peau et toujours le même sens : en allant du milieu du visage vers les extrémités ;

Du milieu du front vers les oreilles, du nez vers les joues et le menton.

Les crèmes s'enlèvent de façon différente suivant qu'elles sont solubles ou insolubles.

Les crèmes solubles, à base de glycérolés, de gélose, celles où il y a de la gomme adragante, s'enlèvent avec un linge mouillé d'eau bouillie froide si la peau est sèche, légèrement chaude si la peau est grasse.

Les crèmes insolubles à base de vaseline, d'huiles, de corps gras : s'enlèvent à l'eau chaude, avec un tampon d'ouate ou un linge imbibé de vaseline blanche neutre chauffée.

On verra à l'article **Toilette** les soins à donner au visage suivant que la peau est sèche ou grasse.

CRÉPONS. — Dits crépons de Strasbourg ou de Chine, ce sont des morceaux de gaze de soie ou de crêpe de Chine ; quelquefois des mouchoirs très fins, tortillés en nœud, contenant le plus souvent des poudres de riz, des fards solides, ou des préparations cosmétiques imprégnées de parfum et teintées en rouge par du carmin ou du carthame.

Ils sont utilisés en guise de houppettes pour remplacer la poudre de riz ou le fard, pour se passer sur le visage à la dérobée, hors du cabinet de toilette.

CREVASSES. — Lotions astringentes, eau blanche, vinaigres, laits virginaux. Crèmes et pommades.

(Voy. t. II, *Brûlures, engelures, gerçures, sécheresse.*)

Menthol..............................	3 gram
Salol..............................	4 —
Huile d'olive..........................	4 —
Laudanum..........................	X gouttes.
Lanoline ou vaseline................	100 grammes.
Huile camphrée.....................	10 —
Baume du Pérou...................	1 —
	(Tramar).

Oxyde de zinc.......................	3 grammes.
Glycérine............................	9 —
Lanoline.............................	8 —
Essence de rose......................	Q. S.
	(O. Martin).

DARTRES. — Peau qui pèle par places. Les dartres, appelées également séborrhée sèche ou pityriasis, sont fréquentes chez les blondes à peau sèche et chez les enfants. Elles sont dues à des irritations par des savons ou sont de nature microbienne. Elles indiquent toujours un mauvais fonctionnement glandulaire.

User de lavages à l'eau salée à 8 de sel pour 1 000 d'eau, de lavages alcalins, boratés, alunés; de savons salicylés, résorcinés, à l'huile de cade, au goudron; de lotions astringentes, au citron; de pommades : sulfurées, salicylées, iodées, goudronnées, mercurielles. Il est souvent utile de supprimer toutes espèces de corps irritants, et en particulier le savon, et de n'utiliser pour les lavages que la vaseline neutre ou des crèmes.

Lotion antiseptique.

Eau de rose......................	1 000 grammes.
Glycérine neutre..................	50 —
Borate de soude..................	10 —

Lotion au lait de Sapolan de Pepin.

Lotion astringente.

Eau chaude..................	200 centimètres cubes.
Teinture de benjoin...........	X gouttes.

Lotions de Debay.

N° 1. Iode.............................. ⎫
Iodure de potassium.............. ⎬ āā 15 grammes.
Eau distillée .... 80 —

N° 2. Sulfure de potasse liquide........ 1 gramme.
Eau distillée .... 6 —
Essence de citron.............. Q. S.

Mélanger les deux liqueurs en proportion de 2 parties de 1, et 1 partie de 2, filtrer et toucher les dartres.   (Debay).

Pommades.

Glycérine......................	60 grammes.
Borax..........................	10 —
Huile de bouleau..................	VI gouttes.
Essence de santal	VI —
	(Monin).

Pommades pour faire tomber les peaux (squames).

Vaseline......................	20 grammes.
Résorcine	0^{gr},30
Teinture de benjoin..............	XII gouttes.

Huile d'amandes douces...........	20 grammes.
Teinture d'iode...................	V à X gouttes.
	(Monin).

Précipité blanc	2 grammes.
Axonge fraîche	40 —

Tanin	2 grammes.
Calomel	1 —
Vaseline jaune	1 —
Lanoline ou glycérolé d'amidon	10 grammes.

Vaseline	20 grammes.
Soufre	4 —
Acide salicylique	2 —
Turbith minéral	1 —

Voici également quelques préparations à utiliser dans les cas de dartres rebelles. Après les lotions ci-dessus indiquées, on applique le soir :

Pâte pour faire tomber les squames.

Carbonate de soude	5 grammes.
Savon noir	10 —

(Très irritante).

Pommades au soufre.

Vaseline	} āā 10 grammes.
Lanoline	
Oxyde de zinc	5 —
Soufre précipité	2 —

Acide salicylique	} āā 1 gramme.
Turbith minéral	
Camphre	0ᵍʳ,50
Soufre précipité	3 grammes.
Vaseline	30

Pommades.

Soufre précipité	4 grammes.
Huile de cade	5 —
Vaseline	} āā 10 —
Lanoline	

Turbith minéral......................	$0^{gr},50$
Soufre précipité.....................	2 grammes.
Huile de cade.......................	5 —
Vaseline............................	15 —

Pommade adoucissante.

Ectogan.............................	2 grammes.
Lanoline............................	5 —
Vaseline............................	15 —

Dans la plupart de ces préparations, il est souvent nécessaire d'ajouter, pour faciliter le mélange, quelques gouttes ou une dose, qui doit être toujours faible, de teinture de quillaya.

DÉMANGEAISONS (OU PRURIT). — Sont partielles et dues à des maladies locales (oreilles, nez, yeux : engelures, otites, rhinites, blépharites, eczéma); ou généralisées à tout le visage : urticaire, prurit symptomatique.

Combattre la cause provocatrice.

Localement : pulvérisations avec vinaigre antiseptique coupé d'eau et compresses du même mélange. Eau de cerfeuil. Liqueur de Van Swieten coupée de trois à quatre fois d'eau. Pour les lotions ci-dessous qui pourront être irritantes, ajouter de l'eau. Poudrer la peau si elle est grasse; crème ou vaseline si la peau est sèche.

Lotions contre les démangeaisons.

Salicylate de soude.............	} ãã	8 grammes.
Bicarbonate de soude...........		
Eau bouillie...................		1 000 —

Eau stérilisée................	} ãã	100 centimètres cubes.
Eau blanche...................		
Alcool camphré................		

Acide phénique............   2 grammes.
Teinture de quillaya.........   5   —

(Gastou et Guillou).

Carbonate de potasse ....   5 grammes.
Eau de laurier-cerise   100   —

(O. Martin).

Eau distillée.....................   100 grammes.
Aldéhyde formique (formol)   3   —

Une cuillerée à café dans une tasse à thé d'eau bouillie tiède.

Pommades.

Menthol..................... 0^{gr},30
Vaseline.....................   } āā 40 grammes.
Lanoline.. ....   }

(Lusi).

Baume du Pérou...............   10 grammes.
Naphtol.....................   1 à 4   —
Vaseline   45   —

(Très irritante).

Menthol.....................   3 grammes.
Chlorhydrate de cocaïne   1   —
Hydrate de chloral .... 0^{gr},60
Vaseline......................   60 grammes.

(O. Martin).

Chlorhydrate de cocaïne............. 0^{gr},50
Onguent styrax ....   1 gramme.
Lanoline.....................   5   —
Vaseline   15   —

Glycérolé d'amidon.................   30 grammes.
Acide tartrique...................   1   —

Camphre.....................   1 gramme.
Teinture de quillaya...............   XX gouttes.
Vaseline blanche.................   10 grammes.
Lanoline.....................   20   —
Liniment oléo-calcaire.............   70   —

Pommades.

Huile de vaseline	20 grammes.
Menthol	$0^{gr},10$
Teinture d'eucalyptus	$0^{gr},30$
Acide phénique	$0^{gr},10$

Pâte (Bodin).

Acide phénique pur............ $0^{gr},15$

Oxyde de zinc................. } $\overline{aa}$ 15 grammes.
Vaseline ....

Poudres.

Amidon	100 grammes.
Sous-nitrate de bismuth	5 —
Acide salicylique	1 —

Magnésie calcinée	15 grammes.
Acide salicylique	2 —
Talc de Venise	30 —

DÉPILATOIRES. — Voy. Poils, Hypertrichose, Électrolyse et Radiothérapie.

DUVET. — Voy. Poils.

DYSCHROMIES. — Voy. Taches, et t. II, III, et IV : *Modification de couleur de la peau par excès (hyperchromie) ou par défaut (achromie) de pigment.*

Hyperchromies. — Chloasma, lentigo, éphélides.

Achromies. — Atrophie cutanée, lèpre, syphilis, vitiligo, leuco-mélanodermie

Il y a souvent association de taches hyperchromiques et achromiques.

Pour prévenir les taches : éviter le soleil, le grand air ; traiter les maladies gastro-intestinales, utéro-ovariennes, infectieuses ou spécifiques. Se rappeler que l'arsenic donné à l'intérieur peut provoquer des hyperchromies.

Traitement local. — Frictions au sublimé à 1/500 et 1/300, à l'eau oxygénée neutre, à 12 volumes. Cure d'exfoliation (Voy. *Formulaire thérapeutique*).

Pâte exfoliative.

Masse emplastique de Vigo......)
Savon noir.................... } āā 10 grammes.
Vaseline ....)

(Très irritante).

A appliquer pendant deux à trois heures le soir.

Lotion pour le chloasma.

Bichlorure de mercure .... } āā 0^{gr},15 à 0^{gr},30.
Chlorhydrate d'ammoniaque ....)
Émulsion d'amandes........... 120 grammes.

Fard pour masquer l'hyperchromie.

Kaolin........................ 4 grammes.
Vaseline...................... 10 —
Glycérine..................... 4 —
Carbonate de magnésie......... } āā 2 —
Oxyde de zinc.................)

EAUX DE TOILETTE. — Dans le volume relatif à l'hygiène du visage, j'ai mentionné la composition des principales eaux de toilette.

La plupart sont à base d'alcool, d'eaux distillées et de parfums.

Elles sont employées pures sous forme de lotions ou frictions, ou en petite quantité dans l'eau de toilette. Les eaux de Cologne sont le type des eaux de toilette; il en existe un nombre considérable de formules.

Lotion lénitive (adoucissante) (Eau de Gorlier).

Eau de rose...................... 60 grammes.
Eau de laurier-cerise............. 10   —
Eau distillée..................... 50   —
Glycérine neutre.................. 30   —
Biborate de soude................. 5   —
Vanilline......................... $0^{gr},05$

Pour blondes à peau sèche.

Eau de laurier-cerise............. 20 grammes.
Lait d'amande..................... 300   —

Visage boutonneux et acnéique.

Acide salicylique .... 1 gramme.
Alcool à 90°...................... 5   —
Borate de soude................... 4   —
Eau distillée..................... 200   —

Peau sensible, dartre.

Lait d'amande.................. $\Big\}$ āā 150 grammes.
Eau de rose....................

Pour nettoyer le visage.

Teinture de savon................. 20 grammes.
Alcoolat de lavande............... 10   —
Alcool à 90°...................... 40   —
Eau de rose.............. Q. S. p. 300   —
Parfum à volonté.

Lotion antiseptique.

Eau de rose....................... 100 grammes.
Acide borique..................... 1   —
Essence de miel d'Angleterre........ V gouttes.

Contre rougeurs, taches, boutons et points noirs.

Biborate de soude.................. 10 grammes.
Glycérine neutre .... 80 —
Hydrolat de fleurs d'oranger........ 920 —

A appliquer le soir avec de la ouate hydrophile.

Peau sèche, dartreuse, congestive et acnéique.

Trisulfure de potassium.......... 2 grammes.
Carbonate de potasse............. } āā 1 —
Teinture de benjoin .... }
Essence de lavande.............. XX gouttes.
Eau de laurier-cerise............ 20 grammes.
Eau distillée..... ...... Q. S. pour 300 —

Friction antiseptique.

Borate de soude..................... 5 grammes.
Acide phénique pur .... $0^{gr},20$
Eau de laurier-cerise .... 5 grammes
Glycérine.......................... 15 —

Peau congestive, couperose, taches rouges.

Teinture de benjoin.............)
— de ratanhia............ } āā 5 grammes.
— d'hamamelis...........)
Ergotine......................)
Alcoolat de lavande .... } āā 15 —
— de romarin.............)
Alcool camphré......... Q. S. pour 125 —

Peau grasse, congestive, granuleuse (acné, miliaire).

Teinture de benjoin.............. 2 grammes.
Borate de soude................. 8 —
Teinture de quillaya............. XX gouttes.
Eau de rose...................... 300 grammes.

Lotion astringente pour les rides.

Mélanger:

A. — Alcoolat de lavande.............. }
     —   de romarin.............. } āā 10 grammes.
    Teinture de noix vomique........   2   —
    Alcoolature de zeste de citron.....   20   —

Dissoudre séparément :

B. — Extrait de ratanhia................   1 gramme.
    Borate de soude...................   10   —
    Eau de rose.......................   150   —

Filtrer au papier, puis ajouter B à A, de façon à obtenir 200 centimètres cubes de liquide.

Lorsque la peau sera couverte de taches de rousseur,
de plaques brunes, abîmée par le masque de la grossesse
ou le hâle, employer les lotions suivantes des recueils
de beauté :

Pour éclaicir le teint.

    Lait d'amande.....................   50 grammes.
    Bichlorure de mercure .... $0^{gr},50$

Contre les taches de rousseur.

    Sulfate de zinc....................   2 grammes.
    Acétate de plomb   2   —
    Bichlorure de mercure....   1   —
    Eau distillée......................   250   —
    Alcool à 90° ....   Q. S. pour dissoudre.

A employer pure ou coupée de moitié eau chaude bouillie, en
applications d'une à trois heures, suivant la tolérance de la peau.

Contre le hâle (eau cosmétique orientale).

    Sublimé.......................... $0^{gr},70$
    Blanc d'œuf......................   Un.

Suc de citron...................... Un.
Sucre blanc....................... 10 grammes.
Eau distillée................. 100   —

Même façon d'appliquer.

Ne pas oublier que ces différents mélanges sont toxiques et très irritants, et qu'il faudra en corriger l'action par l'application combinée de crèmes adoucissantes.

Formules d'eaux de Cologne.

Essence de citron................   40 grammes.
—   de romarin.............   8   —
—   de bergamote   60   —
—   de cédrat...............   12   —
—   de néroli   8   —
—   de giroflée...............   17   —
—   de lavande .... } āā 8   —
—   de géranium............. }
Alcool à 90°.....................   1 000   —

Eau de Cologne J.-M. Farina.   (Monin).

Essence de bergamote........... } āā 100 grammes.
—   de citron ....)
—   de Portugal............   60   —
—   de lavande........... ..)
—   de romarin .... } āā 20   —
—   de petits grains.........)
—   de néroli   10   —
—   de rose.................   X gouttes.
Extrait de mille-fleurs...........   100 grammes.
Benjoin vanillé   10   —
Renonculées....................   40   —
Musc..........................   0^{gr},15
                              (Cavalhiès).

Eau de miel odorante de Londres.

Eau........................ 1 000 centimètres cubes.
Miel .... 30 grammes.
Essence de bergamote.........   2   —

Essence de néroli.............. } ãã 1 gramme.
Teinture d'ambre .... }
— de safran .... 250 grammes.
(Monin).

Eau pour peaux grasses.

Formol du commerce.............. 2^{gr},50
Terpinéol redistillée .... 2 grammes.
Teinture de safran au dixième..... 1 —
Sous-carbonate de potasse......... 2 —
Eau distillée.................... 1 000 —
(Cerbelaud).

Eau pour peaux sèches.

Glycérine neutre .... 80 centimètres cubes.
Eau de rose.................. 20 — —
Eau de laurier-cerise. Q. S. pour. 210 — —
(Cerbelaud).

Eau de lubin (tonique, antiseptique, pour peau sèche et dartreuse).

Alcool à 85°...................... 350 grammes.
Benjoin........................ 94 —
Vinaigre aromatique anglais........ 31 —
Essence de néroli................ 2 —
Beurre de muscade.............. 1 —
En petite quantité dans de l'eau pour la toilette.
(Monin).

Lotion détersive.

Saponine..................... 10 grammes.
Eau distillée.................. 300 —
Alcool à 90°............. Q. S. p. 1 000 —
(Cerbelaud).

Lotion boratée.

Borate de soude à 10 ou 20 p. 1 000.

Boricine (antiseptique.

Acide borique pulvérisé...................... 24 gr,50
Borate de soude pulvérisé................ 75 gr,50
Une cuillerée à café pour 500 grammes d'eau en lavages.

Lotion pour peaux acnéiques.

Glycérine neutre à 30................ 300 grammes.
Eau de fleurs d'oranger............. 50   —
Eau distillée de rose................ 600   —
Essence de géranium rosat extra-fin. X gouttes.
Alcool à 90°........................ 50 grammes.
Solution de sulfate de fuchsine au
     centième......................... V gouttes.
Potasse au centième................ X   —

ÉLECTROLYSE. — L'électrolyse est un mode d'application du courant continu utilisé soit pour détruire certaines anomalies de la peau : en particulier, les verrues, les poils, les taches de naissance ; soit pour faire pénétrer les médicaments dans la peau (on l'appelle alors ionisation).

L'électrolyse constitue une véritable méthode médicale, qui a ses avantages et ses inconvénients, voire même ses dangers ; il ne saurait en être question ici ; il en sera parlé au chapitre des traitements électriques.

ÉMULSIONS. — Eaux employées pour la toilette ; ce sont des laits virginaux (Voy. **Laits** et **Vinaigres**).

ENGELURES. — Les engelures siègent surtout au nez et aux oreilles ; leur traitement doit être médical et non cosmétique. Au début, agir contre elles comme pour les démangeaisons. L'hygiène, les habitudes et l'état général jouent un grand rôle dans la production des engelures.

Traitement préventif général contre les engelures :

Pilules de Brocq.

Sulfate de quinine....................	1 gramme.
Extrait aqueux d'ergot de seigle.......	0gr,50
Poudre de digitale....................	0gr,10
Poudre de racine de belladone........	0gr,05

Pour 40 pilules. Trois pilules par jour pendant un mois à six semaines.

Engelures non ulcérées. — Employer les lavages à l'eau salée à 20 p. 1 000.

Lotions et frictions journalières.

Eau de laitue................	75 centimètres cubes.
Eau de laurier-cerise..........	25 — —
Borax........................	5 — —

Tanin........................	
Ichtyol......................	āā 2 grammes.
Résorcine	
Eau de rose..................	10 —
	(O. Martin).

Alcool camphré...............	āā 1 gramme.
Camphre.....................	
Onguent populéum............	20 —
	(O. Martin).

Eau de Cologne................	50 grammes.
Essence de térébenthine............	20 —
Liniment ammoniacal..............	30 —
Camphre.....................	30 —

Badigeonnage

Teinture d'aloès	4 grammes.
— de cantharide	2 —
— d'iode	15 —

A employer tous les quatre à cinq jours.

(J. de B.)

Baume du Pérou	2 grammes.
— de Fioraventi	100 —

Pommades.

Tanin	1 gramme.
Acide borique	3 —
Vaseline	30 —

(Martin).

Alun coloré	$2^{gr},50$
Iodure de potassium	
Laudanum de Sydenham	ãã 1 gramme.
Pommade rosat	$2^{gr},50$
Axonge	15 gramme,

(De Regla).

Crème neige de Debay.

Blanc de baleine concassé	500 grammes
Cire vierge	100 —
Huile d'amandes douces à froid	500 —
Eau de rose	50 —

A laquelle on ajoute :

Acide gallique : 1 gramme pour 30 grammes de crème.

Oxyde de zinc	15 grammes.
Lanoline	40 —
Glycérine	15 —

(De Regla).

Engelures ulcérées. — Leur appliquer le traitement des brûlures; si elles sont rebelles : traitement électrique (haute fréquence et bains hydro-électriques);

badigeonnages au permanganate de potasse à 1 p. 200 ou 1 p. 100. Poudres de tanin et quinquina mélangées et additionnées de benjoin.

Onctions.

Vaseline camphrée.................	45 grammes.	
Solution iodo-tannique..............	10	—
Teinture d'opium..................	5	—
Recouvrir d'ouate.	(Monin).	

Lanoline benjoinée................	60 grammes.	
Baume du Commandeur............	20	—
Acide phénique....................	$0^{gr},50$	
Acide acétique....................	$0^{gr},25$	
Camphre.........................	$0^{gr},75$	
Cocaïne..........................	$0^{gr},45$	
	(Monin).	

ÉPAISSISSEMENT DE LA PEAU [Voy. **Ichtyose** et **Xérodermie**, maladie de naissance (congénitale) ou acquise]. Massages, graissages. Crèmes à la glycérine et lanoline.

Caoutchouc, emplâtres à l'ichtyol et salicylés, bains de gélatine, lotions.

Eau de rose...............	250 centimètres cubes.		
Glycérine.................	30	—	—
Chlorate de potasse...........	1	—	—
	(J. de B.)		

ÉPHÉLIDES. — Voy. **Taches.**

ÉPILATION. — Voy. **Électrolyse, Hypertrichose, Poils, Radiothérapie.**

ÉPILATOIRES. — Voy. **Poils.**

ÉRYTHÈME. — État congestif plus ou moins permanent, dû à des troubles de circulation artérielle (peau rouge pâle) ou veineuse (peau rouge vineux) en rapport avec des maladies générales (cœur) ou locales (traumatismes, irritants, maladies de la muqueuse nasale).

Traitement général. — De la cause : quinine, ergotine, hamamelis, digitale, lavements, pédiluves, manuluves, douches, traitement électrique, saignées.

Traitement local. — Massages électriques, effluves, hautes fréquences, scarifications.

Lotions et pulvérisations astringentes : vinaigres aromatiques, alcoolats.

Mélanges et solutions.

(A APPLIQUER EN COMPRESSES.)

Benzoate de lithine................	5 grammes.
Eau bouillie.....	100 —
	(Monin).

Eau de laurier-cerise	300 grammes.
Hyposulfite de soude..............	10 —
Teinture d'opoponax...............	15 —
	(Monin).

Liniment.

Ichtyol...........................	5 grammes.
Oxyde de zinc	10 —
Craie préparée.....	āā 20 —
Amidon...........................	
Eau de chaux.....................	Q. S. p. 100
Huile de lin.....................	grammes.
	(Da Costa).

EXCROISSANCES. — La signification de ce mot est très variable. En général tout épaississement localisé et partiel siégeant en un point du visage est une excroissance. Les verrues sont des excroissances. Il faut mentionner également les saillies ou excroissances qui se développent à partir de la quarantaine :

elles débutent par des taches grisâtres ou noirâtres ; on les appelle **verrues** ou **crasse sénile**.

Ces taches, frottées et irritées, dégénèrent souvent au bout d'un certain temps en épithélioma où cancer de la peau. Le traitement de ces excroissances est purement médical.

Pour les applications cosmétiques, je renvoie aux articles **Verrues** et **Sénilité de la peau**.

FARDS. — J'appelle fards les cosmétiques adhérents à la peau employés : pour cacher ou masquer les défectuosités du visage, pour lui donner un éclat ou un teint d'emprunt, pour le rajeunir. Les fards renferment pour la plupart des produits toxiques et dangereux.

On donne également le nom de fards aux crèmes, poudres de riz et veloutines employées pour la toilette.

Les fards sont d'un emploi courant au théâtre, pour le maquillage et le grimage. Pour l'emploi des fards, il faut tenir compte de l'état gras ou sec de la peau. On les enlève par des onctions à la vaseline blanche (Voy. **Maquillage**).

Il faut bien se rappeler que, dès qu'on commence à se servir des fards, il est difficile de les supprimer ; que les fards sont le plus souvent nuisibles non seulement pour la peau, qu'ils abîment et vieillissent avant l'âge, mais encore pour la santé générale par les poisons chimiques qui entrent dans leur composition.

La plupart des fards sont en effet à base de sels de mercure et de plomb, qui sont toxiques ou noircissent *à l'air*. On les colore en rose, en jaune, en noir, en bleu, suivant leur destination. Les principaux colorants employés sont : le carmin, le carthame, l'éosine, la cochenille, l'orcanette, la terre de Sienne, les bleus :

victoria, d'outremer, d'azur, de prusse; le noir de fumée, l'encre de Chine.

On divise les fards en : *fards liquides, fards mous, fards en poudre, fards en bâtons, fards en crépons.*

Beaucoùp de fards blancs ont dans leur composition le blanc de perle, dont voici la formule d'après Dorvault (officine) :

Bismuth purifié .... 200 grammes.
Acide azotique officinal.............. 460   —
Eau distillée 440   —

Ce blanc est toxique; aussi on a essayé de remplacer le sous-nitrate de bismuth, qui contient du plomb, par la craie, le talc, ou le blanc de zinc (oxyde de zinc), qui ne sont pas toxiques.

Mais ces dernières substances ne donnant pas au visage son éclat naturel, on a essayé de combiner entre elles différentes substances pour faire une base de fard inoffensive qui ne noircisse pas à l'air; telle est l'origine du blanc de Thénard, qui est composé de :

Blanc de bismuth ....
— de céruse...............
— de plomb............... } A parties égales.
Fleurs de zinc................
Craie de Briançon............

Ce blanc serait moins toxique que le blanc de perle. On utilise également comme bases de fards : l'alun, le carbonate de potasse, l'oxalate de zinc, l'antimoine, certains sels d'étain.

Pour assurer le mélange des substances qui composent ces fards et leur adhérence à la peau, on emploie la gomme adragante en poudre.

Il faut rappeler que toute préparation à base de

soufre, ou qui dégage de l'acide sulfureux, peut faire virer au noir les fards à base de bismuth, de plomb, de mercure. La transpiration à elle seule peut faire brûnir les fards.

A. — FARDS BLANCS.

I. — FARDS LIQUIDES.

Ils tiennent peu à la peau et sont moins employés que les fards mous.

Pour peaux sèches.

Eau de rose......................	500 grammes.
Glycérine	5 —
Nitrate de bismuth basique........	250 —

Étendre. Laisser sécher et brosser doucement.

(De Tramar).

Huile d'amandes douces............	20 grammes.
Blanc de baleine..................	10 —
Talc.............................	9 —
Oxyde de zinc	1 —
Parfum.................	A volonté.

(Cavalhiès).

Pour blondes.

Solution d'éosine à 1 p. 50........	XXX gouttes.
Solution de carmin...............	X —
Eau de rose......................	125 grammes.
Glycérine.......................	10 —

(Pépin).

Pour brunes.

Solution d'éosine à 1 p. 50........	X gouttes.
Solution de carmin............	XX —
Esprit de rose triple	20 grammes.
Eau de rose...................	100 centimètres cubes.
Glycérine...................	10 — —

Talc de Venise pulvérisé...........	125 grammes.
Vinaigre distillé....................	250 —
Sous-nitrate de bismuth	50 —
Glycérine pure.....................	50 --
Eau de rose........................	25 —
Eau de fleurs d'oranger............	15 —
Essence de rose....................	II gouttes.

Ces préparations s'étalent sur le visage avant de mettre la poudre de riz.

2. — FARDS MOUS.

Ces fards sont de véritables crèmes.

Blanc gras.

Cire vierge.......................	25 grammes.
Vaseline blanche	250 —
Lanoline..........................	125 —
Sous-nitrate de bismuth	200 —
Talc de Venise	50 —
Spermaceti........................	15 —
	(De Tramar).

Fard blanc mou.

Sous-chlorure de bismuth	100 grammes.
Talc de Venise pulvérisé	} āā 60 —
Axonge............................	
Blanc de baleine..................	20 —
Glycérine très pure	40 —
	(Izard).

Blanc gras.

Sous-nitrate de bismuth...........	50 grammes.
Vaseline	250 —
Essence de néroli.................	V gouttes.

Cold-Cream.

Blanc de baleine..................	50 grammes.
Cire blanche	40 —

Huile d'amande...................... 600 grammes.
Eau de rose........................ 200 —
Talc .... } Q. S. pour crème.
Carbonate de magnésie.............. }

3. — FARDS EN POUDRE.

Veloutines ou poudres de riz (formules de Cerbelaud).

Oxyde de zinc .... }
Kaolin blanc.................... } āā 25 grammes.
Poudre d'iris................... }
Amidon de blé...............   24 —
Gomme arabique pulvérisée...... 1 —

Amidon de blé ou fécule de pommes
    de terre .... 50 grammes.
Amidon de riz.................... 50 —
Essence de géranium ou de verveine. V gouttes.

Talc très blanc passé au tamis de soie. 100 grammes.

Kaolin très blanc et pulvérisé très
    bien lavé .... 100 grammes.

Kaolin......................... }
Amidon de riz.................. } āā 50 grammes.

Oxyde de zinc.................... 10 grammes.
Kaolin .... 40 —
Amidon de riz .... 50 —

Oxyde de zinc.................... 25 grammes.
Carbonate de chaux précipité .... 50 —
Iris de Florence................. 25 —

B. — FARDS ROUGES.

I. — FARDS LIQUIDES.

Carmin .... 10 grammes
Ammoniaque.................. 20 —

Eau de rose...................... 2/3 de litre.
Cochenille en poudre................ 8 grammes.
Laque en poudre.................... 12 —
Alcool .... 24 —

On peut également utiliser la safranine ou le rouge de carthame.

Alcool à 36°..................... 120 grammes.
Eau distillée............... ... . 60 —
Carmin, 1re qualité................ 1 —
Sulfate d'alumine.................. $0^{gr},30$
Acide oxalique .... $0^{gr},30$
Baume de La Mecque .... $0^{gr},50$
Ammoniaque...................... $0^{gr},50$

Fard rose au Schnouda.

Alloxane........................ $0^{gr},20$
Glycérine .... 40 grammes.
Eau de rose....................... 60 —
(Cerbelaud).

Carmin.......................... 8 grammes.
Talc............................ 155 —
Huile.... .... VII gouttes.
Solution gommeuse................ 15 grammes.
(De Tramar).

Glycérine........................ 100 grammes.
Gomme arabique en poudre fine.... 3 —
Eau de rose....................... 50 —
Éosine.......................... $0^{gr},50$
Essence de bergamote............. X gouttes.
Essence de rose .... III —

2. — FARDS SOLIDES.

Fards gras.

Carmin .... 14 grammes.
Corps de suif..................... 120 —
Cérésine .... 20 —
Essence de violette............... X gouttes.

Alloxane	$0^{gr},25$
Cold-cream	
Vaseline ou glycérine	} āā 30 grammes.

Fards gras pour brunes.

Vaseline blanche	70 grammes.
Cire blanche	15 —
Cold-cream	15 —
Orcanette	2 —
Solution d'éosine à 1 p. 50	XX gouttes.
Solution de carmin	XX —

Cold-cream	10 grammes.
Lanoline	$7^{gr},50$
Oxyde de zinc	$7^{gr},50$
Carmin	$0^{gr},10$

Orcanette grossièrement pulvérisée	5 grammes.
Vaseline blanche n° 1 de Chesebrough	100 —
Essence de géranium du Midi	X gouttes.
Essence de menthe fine	III —

Éosine	$0^{gr},01$
Teinture de benjoin	2 grammes.
Liniment oléo-calcaire	15 —
Vaseline	10 —
Lanoline	10 —

Lanoline	5 grammes.
Beurre de cacao	5 —
Carmin	$0^{gr},10$
Teinture de benjoin	X gouttes.
Talc	10 grammes.
Cold-cream	10 —
Eau distillée de rose	Q. S.

(Pépin).

3. — FARDS SECS.

| Talc | 50 grammes. |
| Carmin | 1 — |

```
Blanc de baleine...................... 50 grammes.
Rouge de carthame..................    2    —
Blanc de fard ou talc...............    5    —
Eau ...............................   Q. S.
```

Broyer et sécher.

On utilise également :

Fleurs de carthame traitées par l'ammoniaque puis au jus de citron, et mélangées à de la craie de Briançon.

Fards rouges pour les lèvres.

(Voy. Bâtons cosmétiques et Lèvres.)

```
Beurre frais....................... 250 grammes.
Cire jaune neuve..................  125    —
Raisin noir (grains)...............   3 grappes.
Orcanette.........................   40 grammes.
```

C. — FARDS BLEUS.

I. — FARDS LIQUIDES.

```
Bleu-azur.......................... 6 grammes.
Talc.............................. 25    —
Eau gommée....................... Q. S. pour pâte.
```

Sécher.

```
Solution bleu-Victoria.............. 100 grammes.
Gomme arabique ..................  25    —
Eau de néroli..................... 250    —
Eau de rose...................... 125    —
```
(Vaucaire).

2. — FARD GRAS EN POMMADES.

```
Bleu de Prusse .................... 2 à 5 grammes.
Vaseline blanche.................. 100    —
Essence de géranium rosat.........  X gouttes.
```
(Toxique).   (Cerbelaud).

Bleu d'outre-mer pulvérisé....... } āā 50 grammes.
Vaseline blanche................ }
Essence de verveine fine........   V gouttes.
Essence de géranium rosat.......   II   —
                                        (Cerbelaud).

3. — FARDS SECS.

Bleu de Prusse.......................... 5 p. 100
Gomme arabique........................ 5   —
Pour faire des flèches ou crayons.

D. — FARDS NOIRS.

S'emploient pour les cils et les sourcils pour donner
une expression de douceur aux yeux, pour les cerner :

Fards gras.

Cire vierge..................,...... 100 grammes.
Axonge............................ 125   —
Noir de fumée..................... 125   —

────────

Noir de fumée.................)
Lanoline...................... } āā 5 grammes
Vaseline......................)

────────

Noir animal extra-fin........... } āā 50 grammes.
Vaseline jaune foncé........... }
Ionone pure................... X gouttes.
                               (Cerbelaud).

Fard sec.

Noir de fumée.................... 100 grammes.
Gomme arabique pulvérisée........ 3   —
Essence de rose .... V gouttes.

────────

Formule de Kohol.

Encre de Chine pulvérisée	$\overline{aa}$ Q. S. jusqu'à
Eau..............................	consistance
Glycérine........................	sirupeuse.

(Cerbelaud).

FEUX DU RASOIR. — Aspect dartreux de la peau produit par le rasoir et le savon (Voy. **Barbe**).

FLACCIDITÉ DE LA PEAU (bajoues, joues flasques, tombantes, épaissies ou non) (Voy. **Rides**).

Toilette à l'eau fraîche, Laits virginaux, Vinaigres de toilette, Alcoolats, Astringents, Électrisation, Douches locales, Massages :

Lotions.

Alun............................	1 gramme.
Alcoolat de lavande	20 —
Alcoolat de verveine.............	50 —
Eau de Cologne..................	30 —

(Vaucaire).

Eau de lavande ambrée...........	300 grammes.
Essence de Wintergreen..........	1 —
Eau de Cologne	500 —
Alcoolat de Fioraventi...........	200 —

Liniment de Rosen	30 grammes.
Eau de violette.................	120 —
Eau de Cologne.................	40 —
Essence de pimprenelle..........	1 —

Pâte astringente.

Dermatol.....................		2 grammes.
Quinquina pulvérisé	$\tilde{aa}$ 4	—
Magnésie calcinée.............		

Mélanger. Faire dissoudre à chaud.

Filtrer et faire tomber dans le mélange ci-dessus :

Savon amygdalin................   8 grammes.
Glycérine neutre................   16   —

Triturer pour faire une pâte homogène et ajouter :

Tanin................ ....   6 grammes.
(Gastou et Guillot).

FURONCLES : Consulter le *Formulaire thérapeutique*.

GELÉES (Voy. t. II). — Les gelées sont généralement à base de caséine (albumine du lait), de gélatine et grenétine (extrait des colles). On les fait également avec le glycérolé et le glycéré d'amidon.

Eau............................   100 grammes.
Gélose.... ....   1^{gr},25
Glycérine....................... ⎫
Oxyde de zinc.................. ⎭ āā 10 grammes.
(Barjon et Nogier).

Grenetine (gélatine blanc-manger)...   4 grammes.
Eau distillée de rose...............   10   —
Glycérine neutre à 30°.............   100   —
Essence de géranium rosat.........   V gouttes.
(Cerbelaud).

Glycérolé d'amidon...............   100 grammes.
Acide salicylique..............   1 à   2   —
Oxyde de zinc..............   Q. S. pour épaissir.
(Cerbelaud).

Vaseline cristallisée ....   0^{gr},50
Teinture de benjoin de Siam à 1/5...   5 grammes.
Teinture de Panama à 1/5...........   5   —
Glycérine neutre à 30°.............   90   —

Ajouter dissoute dans eau et glycérine :
Gélatine.........................   5 grammes.
(Cerbelaud).

GELURES. — Voy. **Engelures** et **Brûlures.**

GERCURES. — Voy. **Crevasses, Eczéma labial, Engelures, Lèvres, Perlèche.** — Les gerçures sont des coupures, des fendillements de la peau se produisant sous l'influence du chaud, du froid, des variations de température, de la sécheresse, des irritants ; elles siègent surtout aux lèvres. Elles sont quelquefois tenaces et très douloureuses.

Lotions.

Eau de laitue......................	200 grammes.
Glycérine pure....................	50 —
Teinture de baume du Pérou........	15 —
Salicylate de soude...............	5 —
	(Monin).

Chlorhydrate de cocaïne............	$0^{gr},10$
Baume du Pérou	2 grammes.
Acide borique..	2 —
Glycérine neutre	60 —

Gelée à la glycérine.

Glycérine pure.................	60 grammes.
Savon blanc doux..............	15 —
Huile d'amande................	500 —
Essence de thym...............	
Essence de giroflée...........	ãã 4 —
Essence de bergamote..........	2 —
	(De Tramar).

Benjoin.......................	
Cire vierge	ãã 6 grammes.
Blanc de baleine	8 —
Huile d'amandes douces.........	
Huile d'olive vierge......	ãã 15 —
Huile de pavot.................	
Baume du Pérou liquide.........	IV gouttes.

Talc	1 gramme.
Résorcine	4 —
Mucilage de gomme	} āā 10 —
Eau distillée	

Sous-nitrate de bismuth	} āā 4 à 6 grammes
Oxyde de zinc	
Glycérolé d'amidon	60 —

Baume de tolu	10 grammes.
Huile d'amandes douces	20 —
Lanoline	10 —
Lait de rose	20 —

Oxyde de zinc	} āā 3 grammes.
Tanin	
Glycérine	45 —
Teinture de benjoin	6 —
Camphre	3 —

(Monin).

Alcool à 90°	80 centimètres cubes.
Glycérine	40 — —
Eau de rose	30 — —
Salol	2 — —
Teinture de musc	II gouttes.

(Martin).

Onguent populéum	
Feuilles récentes de belladone	
— — de pavot	} āā 10 grammes.
— — de jusquiame	
— — de morelle	
Bourgeon de sapin	16 —
Axonge	80 —

(Martin).

Extrait alcoolique de coca	1 gramme.
Axonge benzoïnée	} 5 —
Ou glycérolé d'amidon	

GRAINS DE BEAUTÉ. — Les grains de beauté, qui s'appetlg nellement signe s, lentilles, sont des taches de couleur brunâtre, noirâtre, jaunâtre, de la dimension d'une lentille à celle d'une pièce de 20 centimes, de forme ronde, arrondie ou ovalaire, à surface lisse, sans épaississement de la peau, ou bien saillantes, et garnies d'un ou plusieurs poils en touffes.

Les grains de beauté sont de même nature que les envies ou taches de naissance. Ils se développent souvent après la naissance, et dans la vieillesse, s'ils sont irrités, ils peuvent dégénérer en cancers de la peau.

Il est difficile de les faire disparaître sans cicatrice consécutive. Il faut surtout veiller à empêcher l'action du soleil, de l'air sec et chaud qui tend à les faire augmenter.

L'électrolyse, la cautérisation galvano-électrique, ou par thermocautère sont les meilleurs procédés à employer.

L'électrolyse a l'avantage de détruire les poils.

Les rayons X, le radium, l'ablation totale au bistouri conviennent pour les grains de beauté volumineux.

GRASSE PEAU (Voy. **Séborrhée grasse.**) — État de la peau qui est huileuse, luisante, qui graisse les doigts ou tache le papier à cigarettes ; cet état est dû à l'exagération de la sécrétion des glandes sébacées, quelquefois de la sueur : liées elles-mêmes à un trouble de sécrétion général des systèmes glandulaires organiques : foie, reins, etc.

Traiter l'état général : iodiques, iodures alcalins, alcalins, ferrugineux, préparations toniques.

Traitement local : toilette à l'eau chaude, eaux alcalines, sulfureuses, goudronnées, liqueur de Van

Swieten coupée d'eau, eau bicarbonatée, eau de Vichy, eau boriquée à 4 p. 100.

Les vinaigres aromatiques, en particulier celui de Pennès, dans l'eau de lavage, la teinture de benjoin, quelques gouttes dans l'eau chaude : conviennent aux peaux grasses. On peut également employer dans ces cas II à III gouttes d'ammoniaque liquide pour un quart à un demi-litre d'eau et faire suivre d'une lotion à l'eau-de-vie de lavande ambrée. On a conseillé l'usage d'infusion de cerfeuil, d'épinards, de feuilles de peuplier, de romarin, de son, de sureau.

Lotions.

Vinaigre virginal................	
Esprit de lavande................	ãã 60 grammes.
Vinaigre aromatique.............	
Teinture d'opoponax.............	15 —
Teinture d'eucalyptus............	10 —

(J. de B.).

Peaux grasses et sueurs.

Alcool à 90°.....................	30 grammes.
Vinaigre........................	
Benjoin.........................	ãã 30 —
Saponine........................	10 —

Ajouter eau à l'usage.

(J. de B.).

___

Esprit de lavande................	50 grammes.
Vinaigre aromatique..............	60 —
Teinture d'opoponax..............	15 —
Teinture d'eucalyptus............	5 —

Mettre dans l'eau chaude matin et soir.

(J. de B.)

Alcool à 90°...................... 10 grammes.
Éther sulfurique.................. 10 —
Eau distillée de rose............. 5 —
Extrait de mille-fleurs .... V gouttes.

Passer un coton imbibé de ce mélange sur le visage.

Teinture de lavande.............. XX gouttes.
Eau distillée de rose .... 60 grammes.
Sulfate de zinc.................. 4 —
Teinture de benjoin.............. XXX gouttes.

Eau de Cologne.................. 100 grammes.
Essence de verveine.............. 1 —
Menthol......................... 0gr,25
Thymol.......................... 0gr,30

Eau de fleurs d'oranger.......... 100 grammes.
Eau-de-vie...................... 100 —

Peaux grasses avec éruption.

Eau distillée................... 250 centimètres cubes.
Bicarbonate de soude.......... 1 gramme.
Essence de Portugal .... VI gouttes.

Crèmes pour peaux grasses.

Eau de rose..................... 100 grammes.
Cire blanche.................... 30 —
Suc de bulbes de lis............ 20 —
Teinture de benjoin............. 10 —
Sulfate d'aluminium............ 5 —

Cette crème est fluide : en cesser l'application si la peau rougit ou pèle.

Alun............................ 10 grammes.
Tanin........................... 10 —
Glycérolé d'amidon.............. 60 —

A garder la nuit ; le lendemain frictions avec :

Borate de soude...................   15 grammes.
Eau bouillie...................... .   500   —
Alcool de vin.....................   100   —
Essence de bergamote............   10   —

———————

Cold-cream................... ...   30 grammes.
Acétate de zinc.............. ...   0gr,10
Essence de rose..................   Q. S

———————

Eau de rose.................. ..   180 grammes.
Baume de La Mecque   10   —
Jaune d'œuf...................   No 1.
Sucre en poudre... . ...   4 grammes.

———————

Beurre de cacao..................   20 grammes.
Blanc de baleine.................   40   —
Cire vierge......................   30   —
Huile d'amandes douces...........   215   —
Eau de rose......................   60   —
Essence de néroli.................   X gouttes

Pour peaux irritables.   (J. de B.).

Poudres pour peaux grasses.

Si la peau est grasse et luisante, employer pour poudrer le sous-nitrate de bismuth et le tanin. La plupart des poudres doivent s'employer après avoir recouvert le visage d'une légère couche de crème.

Poudre de marrons d'Inde..........   125 grammes.
Poudre de savon blanc............   90   —
Carbonate de potasse............   13   —
Sucre en poudre.........   5   —
Essence de citron 0gr,50
Essence de verveine...............   2 grammes.

———————

Magistère de soufre ....   4 grammes.
Oxyde de zinc.....................   15   —
Résorcine.........................   2   —
Amidon...............   90   —
Parfumer.

———————

Sous-nitrate de bismuth...............	10 grammes.
Magnésie hydratée ...., :	30 —
Amidon........................ ..	60 —

Agaric pulvérisé..............	20 grammes.
Précipité blanc	2 —
Sous-nitrate de bismuth...........	10 —
Amidon pulvérisé.............….....	100 —

(J. de B.).

Agaric blanc....	10 grammes.
Talc de Venise.....................	30 —
Craie préparée.....................	30 —
Amidon...........................	80 —

Parfumer. Poudre toxique.

GRIMAGE. — Le grimage est l'art de se faire une tête, c'est-à-dire de prendre une expression particulière, de se rajeunir, de se vieillir, quelquefois même de s'enlaidir. Le grimage dépend de l'habileté individuelle ou professionnelle, mais, pour modifier les traits du visage ou en faire saillir certaines particularités, il existe quelques remarques ou quelques règles que nous donnons à l'article **Maquillage**.

L'art de se grimer, utile aux artistes : comédiens, tragédiens et aux policiers, consiste à se rendre méconnaissable, ou à prendre le visage, l'expression, l'aspect d'un personnage.

On arrive au grimage en ajoutant au maquillage des perruques, des postiches, barbes, des fronts, joues, nez, qui donnent à la physionomie l'expression voulue.

HALE. — Le hâle est une teinte brune que prend la peau exposée au soleil ou à l'air (Voy. **Taches**). On peut l'atténuer ou le faire disparaître par des prépara-

tions à base de chlorhydrate d'ammoniaque (lait antéphélique de Pépin), d'eau oxygénée, de sublimé.

Lotion antéphélique.

Lait d'amande	500 grammes.
Sublimé	1 —

HÉMATIDROSE. — Voy. **Sueurs et sécrétions cutanées.**

HERPÈS. — L'herpès se caractérise par trois phases :
stade pré-éruptif avec brûlures et élancements; stade
éruptif vésiculeux; stade post-éruptif : croûtes, desquamation, macules (Voy. **Lèvres**).

HUMIDITÉ (peau moite). — Voy. **Sécrétions cutanées.**
Exagération de la sécrétion sudorale et souvent sébacée
(peau humide, grasse et luisante, souvent avec acné
et points noirs). Employer : douches et lotions froides,
pulvérisations et lotions astringentes, avec des laits
virginaux; poudrages astringents.

Lotions.

Tanin	$0^{gr},50$
Alcoolat de verveine	
Eau de Cologne	āā 300 grammes.

Poudrer ensuite avec :

Poudre de riz fine	40 grammes.
Acide borique	20 —

Eau de Cologne	1 000 grammes.
Sublimé	
Acide tartrique	āā 1 —

Amidon	20 grammes.
Sous-carbonate de soude	5 —
Eau bouillie	1 litre.

Eau de Cologne	100 grammes.
Hydrate de chloral	1 —
Acide phénique	0^{gr},25
Essence de lavande	XXX gouttes.

Lait de rose.

Eau de rose	
Infusion de rose	$\bar{a}\bar{a}$ 300 grammes.
Glycérine neutre	
Essence de géranium	10 —
Acide salicylique	2 —

Lait d'iris.

Eau distillée	
Infusion d'iris	$\bar{a}\bar{a}$ 300 grammes.
Glycérine neutre	350 —
Essence d'iris	10 —
Acide salicylique	2 —

HYPERHIDROSE. — Sueurs exagérées : elles tiennent soit à un état nerveux spécial, soit à la faiblesse et à la débilité, soit à l'arthritisme.

HYPERTRICHOSE. — Poils sur le visage (Voy. **Poils, Electrolyse, Épilations**).

INTOLÉRANCE DE LA PEAU pour les savons, les cosmétiques, les irritants, l'air, le soleil, etc. (Voy. **Toilette**).

L'intolérance ou la sensibilité de la peau chez certains sujets, les jeunes enfants en particulier, est très fréquente. Il existe également des intolérances spéciales à chaque sujet pour tel ou tel produit. Dans ces cas, l'emploi de ces produits donne lieu à des éruptions ceci est très fréquent avec les teintures.

KOHOL. — Le kohol est une préparation dont se servaient les Orientales pour donner au regard plus d'expression. Il servait à colorer les cils et les sourcils ainsi que les paupières.

Il était composé de sulfate d'antimoine.

On le prépare simplement avec :

Bâton d'encre de Chine.........   30 centimètres cubes.

Pulvérisé au mortier et mélangé à :

Eau de rose chaude...........   500 grammes.

On se sert également de noir de fumée produit par la combustion de l'encens et des amandes.

Voici, d'après Octave Behard (*Le Journal*, 5 janvier 1912), comment on préparait le kohol dans l'antiquité :

Dans un citron, on introduisait un mélange de sulfure de plomb et de cuivre brûlé, après carbonisation, on broyait le résidu avec du corail, des perles fines, de l'ambre, du santal, un morceau de caméléon et une aile de chauve-souris. Puis le tout était recalciné, réduit en poudre impalpable et arrosé d'eau de senteur.

KYSTES. — On voit souvent sur la peau du visage, au-dessous des yeux, sur le nez, le front en particulier, de petites saillies blanchâtres, minuscules, formant un semis de taches blanches.

Ces productions sont de petits kystes qui résultent de l'obstruction de l'orifice des glandes sébacées ou sudoripares.

On les appelle quelquefois *milium*. Ils surviennent surtout chez les nouveau nés, chez l'adulte, sur les peaux sèches, chez les personnes âgées ; ils sont fréquents, mais prennent alors de plus grandes dimensions et changent de nature.

Voir pour les éviter et les faire disparaître les articles : **Peaux sèches, Séborrhée sèche.** Il est néces-

saire quelquefois de les ouvrir avec une aiguille flam-
)ée.

LAITS VIRGINAUX. — Les laits virginaux sont,
parmi les lotions cosmétiques, des plus employés. Ils
conviennent surtout, coupés d'eau, aux peaux congestives, irritables, sèches, pelant facilement.

Ce sont des sortes d'émulsions, d'aspect laiteux, à
base de benjoin, de résines et de baumes auxquels ils
doivent leurs propriétés antiseptiques, astringentes,
stimulantes.

On emploie quelquefois le **lait naturel** pour la toi
lette; on l'ajoute également comme adoucissant à
d'autres mélanges.

Teinture de benjoin...............	15 grammes.
Eau de rose......................	1 000 —

Employé pur ou coupé d'eau.

(J. de B.).

Écorce concassée de bois de Panama.	300 grammes.
Essence de bergamote...........	ãã 40 —
Essence de citron.................	

Une cuillerée à café pour un demi-litre d'eau bouillie.

(Isard).

Lait virginal.

Eau de rose.....................	300 grammes.
Teinture de myrrhe.............	ãã 10 —
Teinture d'opoponax...........	
Teinture de benjoin.............	
Essence de citron................	4 —
Teinture de quillaya............	Q. S. pour émulsionner.

(De Lusi).

Lait d'iris.

Savon de Marseille	6 grammes.
Cire blanche extra.................	6 —
Blanc de baleine.................	6 —
Eau distillée de rose.............	400 —
Glycérine neutre.................	75 —
Ionone pure.................	0gr,50
Essence de Yang-Yang.............	0gr,25

Lait virginal.

Teinture de benjoin de Siam........	50 grammes.
Teinture de Panama au cinquième.,.	50 —
Eau distillée de rose.............	900 —

Lait de fraise.

Jus de fraise....................	Un demi-verre.
Borax pulvérisé.................	Une pincée.
Eau de Cologne.................	XX gouttes.
Lait d'amande.................	} Un quart de
Ou lait frais.................	} verre.

Pour étaler sur le visage après la toilette.

(J. de B.).

Lait antiseptique.

Eau aromatisée au lilas..........	1 000 grammes.
Alcool à 90°	500 —
Glycérine neutre.................	375 —
Amandes douces.................	250 —
Acide salicylique.................	3 —

Convient aux peaux grasses, rouges, congestives ou avec taches.

Amandes douces.................	40 grammes.
Amandes amères.................	10 —
Eau de rose.................	100 —
Extrait de benjoin.................	1 —

Deux cuillerées à café pour 1 litre d'eau.

Pour peaux moites et relâchées.

Alcool à 90°......................	20 grammes.
Teinture de benjoin................	20 —
Vinaigre rectifié..................	20 —

Quelques gouttes dans l'eau de toilette.

LAITS DE TOILETTE.

Pour peaux irritables.

Eau de rose.....................	500 grammes.
Teinture de benjoin..............	} ãã 5 —
Teinture de myrrhe..............	
Eau de citron...................	10 —

Lotionner avec un tampon d'ouate. Laisser sécher.

(Martay).

Lait virginal.

Mélanger de la teinture de benjoin avec de l'eau de rose, dans la proportion de 15 grammes de teinture de benjoin pour 1 litre d'eau de rose.

Lait de fraise.

Prendre de belles fraises et en tirer un demi-verre de jus, le passer deux fois, y ajouter une pincée de borax en poudre ; additionner le jus de quelques gouttes de bonne eau de Cologne. Puis verser en remuant constamment un quart de verre de lait frais, ou mieux de lait d'amande ; mettre cette mixture dans un flacon bien bouché, s'en servir en l'étendant légèrement sur le visage, après ablutions.

Lait de rose (formule anglaise).

Faire fondre ensemble

A. Blanc de baleine...............	} ãã 30 grammes.
Cire blanche	
Poudre de savon.................	
Huile d'amandes douces.........	500 —

    B. Infusion de rose....................)
       Eau de rose.......................) āā 1 litre.
       Glycérine neutre.................)
       Essence de géranium............   30 grammes.
       Acide salicylique................   6   —

Verser lentement A dans B, en ayant soin de bien triturer. Ajouter ensuite l'essence de géranium.

Les ablutions et savonnages étant faits, on se rincera et on s'essuiera.

    Écorce concassée de bois de Panama. 200 grammes.
    Alcool à 78°.......................   1 litre.
    Benjoin pulvérisé..................   50 grammes.
    Essence de bergamote..............   40   —
    Essence de citron.................   40   —

Faire macérer pendant cinq à six jours, en agitant de temps en temps le mélange. Le répartir en un certain nombre de flacons bien bouchés. La dose est d'une cuillerée à café pour une cuvette et d'un demi-litre pour un bain.

Lait hygiénique.

    Lanoline...........................   25 grammes.
    Graisse de porc fraîche............   50   —
    Savon d'huile fine.................   15   —
    Glycérine pure.....................   10   —
    Borate de soude....................   5   —
    Eau de rose........................   75   —
    Eau de fleurs d'oranger............ $7^{gr},50$
    Essence de géranium rosat..........   4 grammes.

Couper en petits morceaux fins le savon et le triturer avec la lanoline et l'axonge. Dans un autre vase, mélanger bien la glycérine, le borate de soude et les eaux.

                                        (De Lusi).

LENTIGO. — Voy. **Taches.**

LÈVRES. — Pour conserver les lèvres en bon état, éviter l'excès de chaleur, la sécheresse, les dentifrices trop astringents ou contenant des antiseptiques irritants.

Atrophie des lèvres (lèvres minces et bouche entr'ouverte). — S'assurer qu'il n'existe pas de végétations adénoïdes. User d'électricité, massage, lotions toniques.

Pommade de concombre.............	30 grammes.
Orcanette concassée	1 —

Boutons. — Voy. **Eczéma**, **Herpès**.

Crevasses, gerçures, lèvres irritables. — Lotions avec eau de sureau, pommade de concombre.

Pommades pour crevasses douloureuses, eczématisées.

Lanoline	10 grammes.
Eau distillée de rose...............	5 —
Gomme arabique...................	2 —
Gomme adragante..................	$0^{gr},05$
Chlorhydrate de cocaïne............	$0^{gr},10$
Huile d'amandes douces....	Q. S. pour consistance molle

(Gastou et Guillot).

Cire vierge........................	10 grammes.
Huile d'amandes douces............	30 —
Essence de benjoin.................	4 —

(De Regla).

Beurre de cacao	} ãã 20 grammes.
Huile d'amandes douces.........	
Oxyde de zinc....................	5 —
Teinture de vanille.....	1 —

Acide borique	1 gramme.
Glycérine neutre	24 —
Lanoline anhydre...................	5 —
Vaseline blanche...................	70 —

Colorer et parfumer.

(Monin).

Vaseline stérilisée...................	50 grammes.
Lanoline	25 —
Borate de soude...................	3 —
Essence de bergamote..............	XX gouttes.

(De Lusi).

Huile d'amandes douces..........	} āā 10 grammes.
Beurre de cacao.................	
Oxyde de zinc...................	8 —
Borate de soude.................	0ᵍʳ,10
Essence de bergamote...........	XV gouttes.

Miel rosat.......................	200 grammes.
Ratanhia.......................	25 —
Cire vierge.....................	15 —

(De Tramar).

Cire vierge.....................	13 grammes.
Beurre fin de cacao..............	35 —
Huile d'olive....................	55 —
Blanc de baleine................	15 —

(De Regla).

Grenetine......................	8ᵍʳ,50
Eau de rose....................	180 grammes.

(Monin).

Huile d'amandes douces..........	65 grammes.
Blanc de baleine................	15 —
Cire blanche....................	13 —
Essence de rose.................	1 —

(De Lusi).

Beurre de cacao.................	100 grammes.
Cire blanche....................	} āā 35 —
Huile de ricin..................	
Infusion de tanin...............	15 —
Infusion de gaultheria..........	4 —

(Vaucaire).

Beurre de cacao.....................	} āā	5 grammes.
Miel rosat.........................		
Huile d'amandes douces..........	15	—

ncorporer le miel au beurre de cacao fo   ; triturer jusqu'à refroidissement, puis ajouter l'huile d'amande

Amandes douces....................	65 grammes.	
Blanc de baleine...................	12	—
Cire blanche.......................	13	—
Essence de rose	1	—

(De Lusi).

Beurre de cacao....................	100 grammes.	
Cire blanche.......................	35	—
Huile de ricin.....................	35	—
Infusion de tanin à l'huile..........	15	—
Infusion de gaultheria.............	4	—

Vaseline stérilisée.................	50 grammes.	
Lanoline..........................	25	—
Borate de soude	3	—
Essence de bergamote	XX gouttes.	

(Vaucaire).

Beurre de cacao...................	5 grammes.	
Vaseline	7	—
Pommade rosat	3	—
Lanoline.........................	5	—

Faire fondre et triturer jusqu'à refroidissement.

Lanoline anhydre..................	10 grammes.	
Eau distillée......................	5	—
Gomme arabique	2	—
Gomme adragante.................	$0^{gr},05$	
Chlorhydrate de cocaïne...........	$0^{gr},10$	
Huile d'amandes douces...........	Q. S. pour creme	

Benjoin...........................	3 grammes.	
Résine copal	3	—
Tolu sec..........................	3	—
Éther.............................	100	—
Essence de thym..................	2	—
Naphtol β.........................	$0^{gr},30$	

VERNIS

POUR PANSER OU PROTÉGER LES LÈVRES.

Vernis simple.

Teinture de benjoin.............
Teinture de baume de tolu .... } ãã 15 grammes.

Baume du Commandeur de Permès ou teinture balsamique du Codex.

Racines d'angélique............. 10 grammes.
Racines fleuries d'hypericum...., 20   —
Aloès.........................   10   —
Myrrhe......................   10   —
Oliban.......................   10   —
Baume de tolu................
Benjoin .... } ãã 60   —
Macérer dans l'alcool à 80°............ 720

(Desesquelle).

Adhésol.

Benjoin......................   3 grammes.
Beurre de copal...............   35   —
Tolu sec   3   —
Éther........................   100   —
Essence de thym..............   2   —
Naphtol β.....................   0^{gr},30

(Dufau).

Stérésol.

Gomme-laque purifiée............
Benjoin purifié.................
Baume de tolu.................. } ãã 10 grammes.
Acide phénique cristallisé 100   —
Essence de cannelle de Chine.....
Saccharine................... } ãã 6   —
Alcool...................... Q. S. pour un litre.

(Berlioz).

Duvet. — Voy. **Poils.**

Pour blondir et masquer.

Eau oxygénée	10 grammes.
Vaseline	20 —
Lanoline	10 —

A appliquer tous les soirs.

Pour faire tomber.

Sulfhydrate de chaux	40 grammes.
Amidon pulvérisé	30 —

Faire une pâte avec de l'eau : garder deux à trois minutes ; laver, mettre ensuite une crème adoucissante, une à deux applications doivent suffire ; attendre quelques jours avant de renouveler.

Eczéma. — Voy. *Formulaire pharmacologique et thérapeutique.*

Enflures. — Voy. **Hypertrophie.**

Flétrissures. — Elles accompagnent souvent les crevasses et gerçures, la sécheresse (Voy. ce mot et **Lotions**).

Axonge	100 grammes.
Beurre de cacao	30 —
Extrait de jusquiame	1 —
Essence de rose	V gouttes.

Pommade de concombre	60 grammes.
Tanin	4 —

A garder un quart d'heure.

Cire vierge	10 grammes.
Huiles d'amandes douces	30 —
Essence de benjoin	4 —

Vaseline blanche	30 grammes.
Extrait de ratanhia	4 —
Teinture de roses de Provins	2 —
Teinture de vanille	2 —
Teinture de capsicum	0^{gr},50

(Monin)

Employer également le :

Baume du Commandeur de Permès ou teinture balsamique du Codex : en onctions, sauf irritation.

Gerçures. — Voy. **Crevasses,**

Herpès. — Ne pas irriter par des attouchements répétés ; si persistance : attouchements à l'alun en poudre, puis onctions grasses.

Vaseline	20 grammes.
Acide borique	2 —
Chlorhydrate de cocaïne	0^{gr},50

Beurre de cacao	2 grammes
Huile d'amandes douces	8 —
Teinture de benjoin	X gouttes.

Acide salicylique	1 gramme.
Oxyde de zinc	2 —
Beurre de muscade	100 —
Teinture de benjoin	XXX gouttes.

Hypertrophie (enflure et tuméfaction). — Elle est souvent liée à la scrofule, aux maladies des gencives et des dents, aux érysipèles et infections, à des difformités de naissance. Traiter par : électrolyse, scarifications. Opération chirurgicale quelquefois nécessaire.

Pommades.

Oxyde de zinc....................		
Silicate de magnésie.............	ãã	5 grammes.
Amidon pulvérisé................		
Lanoline.......................		7 —
Vaseline.......................		8 —

Pommade rosat...............		30 grammes.
Oxyde de zinc...............	ãã	3 —
Sous-nitrate de bismuth..........		

Oxyde de zinc..................		5 grammes.
Ichtyol........................		2 —
Craie préparée.................	ãã	5 —
Amidon........................		
Vaseline.......................		7 —
Lanoline.......................		8 —

Cold-cream....................		30 grammes.
Tanin pulvérisé................	ãã	1 —
Orcanette concassée.............		

Pâleur. — Traiter l'état-général, lotions chaudes, stimulants.

Pommade rosat................		
Cire blanche..................	ãã	20 grammes.
Huile d'amandes douces..........		
Eau de rose...................		5 —

ds pour les lèvres (Voy. ce mot).

Perlèche. — Affection contagieuse de la commissure des lèvres, ressemblant à une crevasse.

Application de teinture d'iode, de nitrate d'argent à 1/20, 1/10.

Lotions au permanganate de potasse à 1/100. Pommade iodoformée à 1/20.

Pommades mercurielles à 1/20 : turbith, précipité blanc ou calomel.

Sécheresse. — User d'huile d'amandes douces, de pommade de concombre, de vaseline, de glycérine neutre en petite quantité, étant irritante; il est mieux de l'employer ainsi :

Glycérolé d'amidon	30 grammes.
Teinture de benjoin	3 —
	(Staffe).

Pommade à la sultane.

Cire blanche	} āā 2 grammes.
Blanc de baleine	
Huile d'amandes douces	200 —
Eau de rose	20 —
Baume du Pérou	2 —
Carmin pour colorer.	(Staffe).

Cire blanche	} āā 15 grammes.
Spermaceti	
Huile à la rose	100 —
Racine d'orcanette	25 —
Essence de rose	
Essence de bergamote	} āā Q. S.
Essence de géranium	
	(Vaucaire).

LOTIONS POUR LA TOILETTE ET SOINS DU VISAGE. — Voici une suite de préparations utilisables pour les soins de toilette à employer après les lavages du soir et du matin suivant l'état de la peau. On imbibe de la lotion un tampon d'ouate hydrophile stérilisée avec lequel on tamponne et on frotte; on sèche ensuite de la même façon, puis on met de la crème sèche ou grasse, ou bien de la poudre suivant l'état de la peau.

1° **Lait astringent** (Pépin).

Lait d'amande contenant du sulfate d'aluminium (Pépin) pour congestion du visage, couperose.

2° **Lait antéphélique** (pour les taches) (Pépin)

Lait d'amande et chlorhydrate d'ammonium.

3° **Lait de Sapolan** (type des laits gras pour les peaux sèches).

4° **Lotion astringente Pépin** (eau bleue), composée d'alcool très faible, d'hydrolats de laurier-cerise, de roses, d'ulmaire, de mélilot, d'essence de menthe parfumée au jasmin, à l'héliotrope et à la rose.

5° **Lotion antéphélique Pépin** (eau rose) (pour blanchir le visage, le cou, les mains).

Solution d'antypirine dans des hydrolats parfumés à la rose et colorés à l'éosine.

Peau sensible, irritable.

Eau de rose	100 grammes.
Acide borique	1 —
Essence de miel d'Angleterre	V gouttes.

Rougeurs, taches, boutons, points noirs.

Biborate de soude	10 grammes.
Glycérine neutre	80 —
Hydrolat de fleurs d'oranger	920 —

Lotion pour peau grasse.

Eau de Cologne	100 grammes.
Essence de verveine	1 —
Menthol	$0^{gr},25$ centigr.
Thymol	$0^{gr},30$ —

Pour ajouter à l'eau.

Lotion rafraîchissante.

Eau de fleurs d'oranger...........	1 000 grammes.
Glycérine pure....................	5 —
Borax............................	1 —

A employer pure.

Lotion de la Princesse de Galles pour peau sèche et pelucheuse.

Lait.............................	Un quart de litre.
Jus de citron...................	Un demi-citron.

Pour se laver le soir.

Lotion pour peau irritable, congestive et desquamante.

Lait de rose..................... ⎫
Cire blanche..................... ⎬ ãã 30 grammes
Poudre de savon.................. ⎭
Huile d'amandes douces.........,   50   —

Verser dans :

Infusion de rose .,. .... ⎫
Eau de rose...................... ⎬ ãã 1 litre.
Glycérine neutre................. ⎭
Essence de géranium.. ....   30 grammes.
Acide salicylique................   6   —

(Vaucaire).

Boricine (antiseptique) pour acné

Acide borique......	24^{gr},50
Borate de soude pulvérisé..............	75^{gr},50

A mettre dans l'eau de toilette.

Lait antiseptique pour acné.

Eau aromatique au lilas.............	1 litre.
Alcool à 90°.......................	500 grammes.
Glycérine neutre...................	375 —
Amandes douces..	350 —
Acide salicylique	— —

Lotion « Phœbe » pour assouplir et rafraîchir.

Arnica.	110 grammes.
Eau de rose double	250 —
Teinture de benjoin	} ãã 15 —
Baume de La Mecque	

Pour ajouter à l'eau une cuillerée à café pour un demi-litre; agiter, avant l'emploi.   (Tramar).

Lait virginal.

Teinture de benjoin	8 grammes.
Eau de fleurs d'oranger	40 —
Eau de rose	460 —

A employer pur.

Lotion contre la peau flasque ou les rides.

Eau de rose	100 grammes.
Blancs d'œufs	N° 4.
Alun	} ãã 15 grammes.
Huile d'amandes douces	

Faire bouillir jusqu'à consistance de pommade; appliquer la nuit.
                (J. de B.).

Pour blanchir le teint.

Lait	1 litre.
Eau de vigne	1 —
Citron	N° 8.
Oranges coupées	N° 4.
Sucre candi	50 grammes.
Oignons de narcisse	4 —

Appliquer le soir.

Lotion contre la transpiration.

Eau distillée	1 litre.
Alun	50 grammes.
Teinture de benjoin	25 —

Le soir.

Lotion adoucissante.

Eau de rose...................	60 grammes
Eau de laurier-cerise..	10 —
Eau distillée...................	50 —
Glycérine neutre..............	30 —
Biborate de soude.	5 —
Vanilline.....................	0^{gr},05

Lotion tonique.

Alcoolat de cochléaria...........	} āā 5 grammes.	
Teinture de benjoin.............		
Eau de Cologne médicinale.......	50 —	

Quelques gouttes dans l'eau de toilette.

Lotion pour peaux sèches.

Eau de rose..................	900 grammes.	
Teinture de myrrhe............	} āā 10 —	
— d'opoponax...........		
— de benjoin...........		
Essence de citron..............	4 —	
Teinture de quillaya...........	Q. S. pour émulsionner.	

Lait hygiénique.

Lanoline.....................	25 grammes.
Graisse de porc fraîche..	50 —
Savon d'huile fine.............	15 —
Glycérine pure..............	10 —
Borate de soude...............	5 —
Eau de rose..................	75 —
Eau de fleurs d'oranger...........	7^{gr},50
Essence de géranium rosat........	4 grammes.

LUISANTE (PEAU) (Voy. **Peau grasse**). — Éviter l'emploi d'eau trop chaude.

MAIGREUR DU VISAGE. — Suralimentation (manger peu et souvent) ; lit, frictions stimulantes, vinaigre de toilette, lait virginaux ; la maigreur prédispose aux rides ; pulvérisations : cinq à dix minutes tous les jours avec des liquides stimulants.

Lotions avec :

Infusion de grande consoude..........	Deux tiers.
Glycérine neutre...................	Un tiers.

Puis applications de :

Huile de ricin...................	30 grammes.
Cire blanche.....................	
Paraffine.......................	ā̄ā 5 —
Parfum............. à volonté.	

MAQUILLAGE. — Ce mot comporte deux significations différentes. A la ville, il s'entend surtout de l'emploi des fards ; au théâtre, il constitue l'art de corriger les effets de la lumière trop crue de la scène, ou bien l'art de se faire une tête. La coiffure, la teinte des cheveux, les vêtements doivent être en rapport avec le maquillage.

Le maquillage de la ville est surtout le but des instituts de beauté ; quand on a commencé à se maquiller, on ne peut plus cesser. Certaines pratiques de maquillage constituent ce qu'on appelle l'émaillage.

Le maquillage se fait à l'aide de fards en pâtes, poudres et crayons dont la qualité essentielle doit consister à donner un certain éclat au visage et à ne pas le durcir. Généralement le fard n'est pas appliqué directement sur la peau ; on enduit au préalable le visage de vaseline ou bien de crème ; il est préférable, si la peau est grasse, d'user de cold-cream. On recouvre de poudre de riz, puis, avec un bâton de fard rose, on teinte tout le visage, on égalise la teinte avec le doigt. C'est ce qu'on appelle le *fond de teint.*

On fait ensuite les joues et les angles internes de l'œil avec un bâton de rouge gras.

On poudre à la houppette. On atténue le luisant en passant du rouge sec à l'aide de la *patte de lapin*.

Le maquillage se termine avec de la poudre qu'on égalise avec la *brosse*.

C'est alors que les yeux sont préparés en mettant

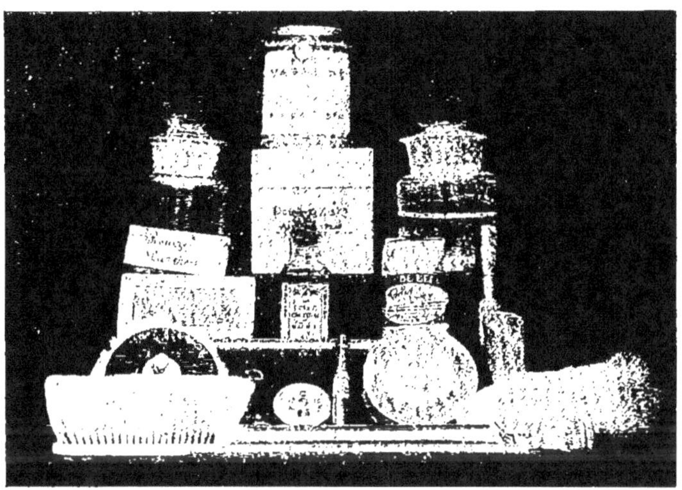

Fig. 6. — Accessoires de maquillage. A droite de la figure, la brosse, et à gauche, la patte de lapin.

du crayon bleu sur la paupière supérieure, en teintant les sourcils et les cils avec du rummel ou du kohol. Pour les cils il faut ouvrir les yeux afin de passer le cosmétique à l'aide d'une petite brosse, de bas en haut en les relevant. Éviter de mettre du bleu sous les yeux, car on a, comme on dit en style de métier, un effet de *lunette* désagréable. Il est utile de mettre du blanc de zinc ou un fard blanc sur le cou, la poitrine et les bras.

Pour se démaquiller, on enduit la figure de vaseline, de beurre de cacao ou de crème ; on passe ensuite : soit de l'eau de Cologne, soit une eau de toilette ou une lotion composée.

On peut également, après la friction à la vaseline faire, si la peau est grasse, un savonnage, puis une lotion avec une composition variable suivant la qualité de la peau. Un mélange à parties égales d'eau de rose, de glycérine et de fleurs d'oranger, suivi d'un poudrage à l'amidon, donne de très bons résultats.

Pour enlever les fards, certains comédiens emploient le mélange suivant : saindoux, benjoin, citron, huile d'amandes douces, et comme lotions consécutives : oignons de lis et miel blanc (Voy. **Crèmes** et **Lotions**).

Le maquillage est un véritable art par lequel on peut modifier l'expression des différentes parties du visage.

Voici, d'après un petit manuel de beauté (baronne de Janeiro), quelques *trucs* de maquillage :

Maquillage des yeux. — Ce maquillage se fait généralement avec un crayon bleu pour la paupière supérieure, brun ou noir pour la paupière inférieure. On se sert du doigt ou de petites brosses pour étaler.

Yeux peu enfoncés. — Pour donner de l'expression à des yeux petits, moyens et peu enfoncés : s'il s'agit d'une blonde, frotter l'index sur une noisette grillée ; s'il s'agit d'une brune, frotter le doigt sur un bouchon ou une assiette noircie à la flamme d'une bougie ou d'une lampe (noir de fumée) ; passer légèrement le doigt au-dessus et au-dessous du sourcil en suivant la paupière jusque vers la tempe ; faire de même, mais très légèrement sous l'œil. Insister sur la paupière supérieure ; on peut se servir d'un mouchoir très fin dont on recouvre l'index ; puis passer légèrement dans les plis des paupières inférieures et supérieures.

Yeux très enfoncés. — Avec les mêmes produits, teinter seulement sur chaque œil la partie des paupières voisine des tempes ; laisser intact le voisinage du nez, des paupières et le coin de l'œil. Il est recommandé d'user surtout de l'ongle de l'index garni de linge fin.

Pour alanguir le regard et le rendre plus doux : mbrer comme ci-dessus et foncer la teinte des cils.

Pour allonger les yeux : deux coups de crayon allant former un V du côté des tempes.

Pour donner de l'éclat à l'œil : on termine le maquillage en mettant du rouge à chaque coin de l'œil.

Maquillage de la bouche. — Teinter légèrement les lèvres sans exagération : la partie la plus épaisse des lèvres avec un bâton cosmétique, et frotter les lèvres l'une contre l'autre ; effacer avec un linge fin tout ce qui, dépassant les lèvres, colore la peau.

Pour faire une petite bouche : rouge au milieu des lèvres ; *pour l'agrandir :* rouge au coin des lèvres ; *pour exprimer la sensualité :* accentuer le bord des lèvres et le milieu.

Maquillage du nez. — **Nez petit.** — Pour les **blondes**, utiliser pour la figure une poudre de riz couleur saumon (mélange de rose et de blanche) et pour le nez seulement de la poudre blanche. Teinter de rouge sur les côtés, près des joues.

Pour les **brunes**, pour la figure, poudre rose et, pour le nez, mélange de trois parties de poudre blanche et d'une partie de poudre rose. La poudre sera conservée le soir telle que ; pour le jour, l'atténuer en passant une brosse douce ou un mouchoir fin sans mélanger les deux poudres.

Nez fort. — Faire le contraire, en utilisant toujours pour la figure, chez les blondes, de la poudre saumon : chez les brunes, du mélange de poudre rose et blanche, comme il est indiqué ci-dessus. Foncer la teinte du nez en allant de la racine vers la pointe.

Si le nez est crochu, mettre du rouge à la pointe et en dessous sur la cloison qui sépare les narines.

Maquillage des oreilles. — Mettre du rouge au lobule seulement.

Maquillage pour modifier la forme de la figure — **Pour l'arrondir.** — Mettre quelques traces de rouge un peu haut sous les yeux et vers les tempes ; poudrer le cou et le visage près des oreilles avec une poudre plus claire que pour le reste de la figure ; il est nécessaire d'harmoniser la toilette avec le maquillage de la face. En cas de décolletage, porter un collier de perles ; en toilette de ville, nœud de cravate un peu haut sous le menton.

Pour l'allonger et pour atténuer les bajoues. — N'user de rouge que si c'est nécessaire, et le mettre sur les pommettes, loin des yeux. Poudre rose pour le cou. Mélange de poudre rose et blanche aux environs des oreilles ; poudre blanche pour le reste du visage. Le demi-décolleté fera paraître plus mince ; le grand décolleté avec un collier de perles est préférable pour les personnes maigres.

MASQUES. — Les masques consistent en des applications de mélanges, produits ou tissus qui empêchent l'arrivée de l'air à la peau.

Ils agissent de deux façons :

1° En facilitant la pénétration et l'absorption de certains produits dans les glandes et les couches superficielles de la peau : *masques cosmétiques ou médicamenteux.*

2° En activant le fonctionnement des glandes et la

circulation, par suite, en aidant à la sortie des produits qui

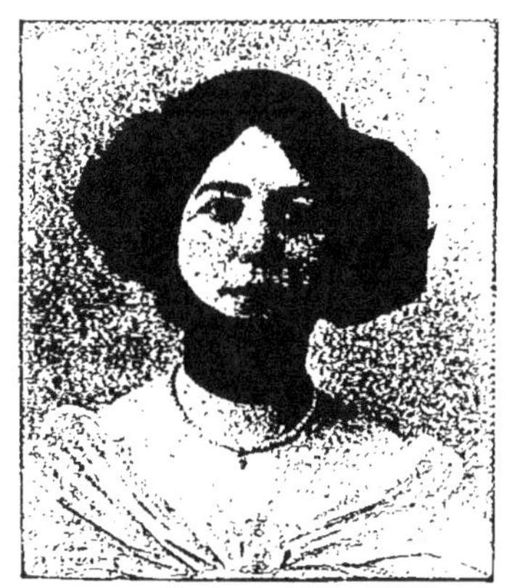

Fig. 7. — Masque cervico-
mentonnier.

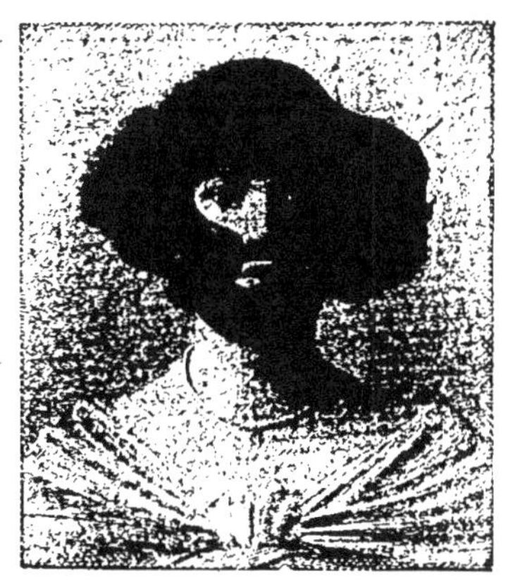

Fig. 8. — Masque idéal
partiel.

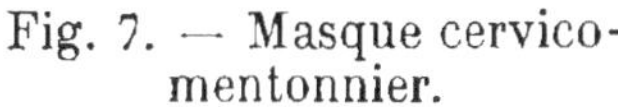

obstruent la peau et l'épiderme : *masques caoutchoutés.*

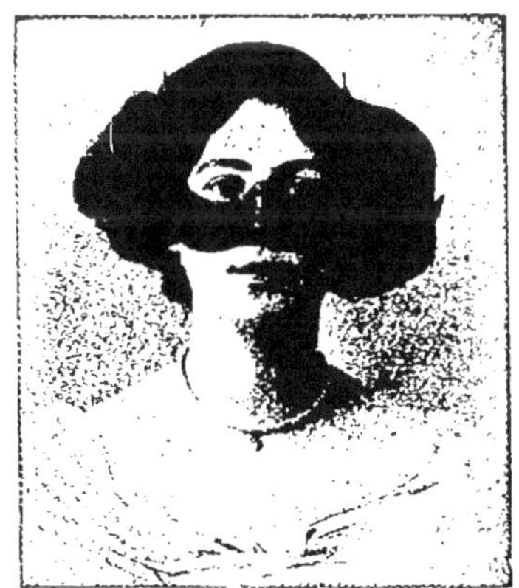

Fig. 9. — Masque papillon
nasal

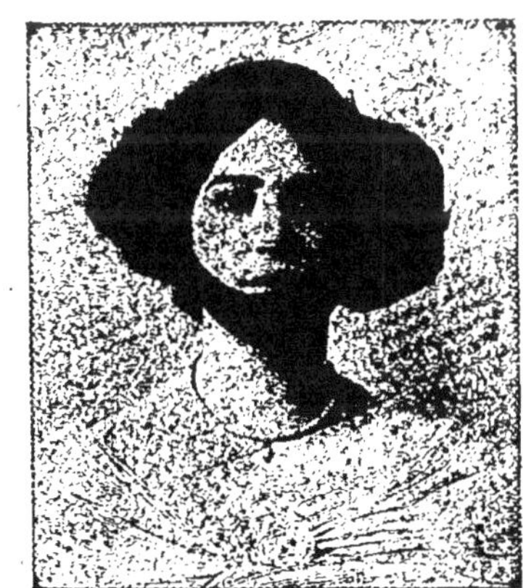

Fig. 10. — Masque menton-
nier complet.

Masques cosmétiques. — Ils constituent ce qu'on
peut appeler vulgairement aujourd'hui des cataplasmes.
Ils agissent en effet souvent par la chaleur et l'humi-

dité. Ils remplacent également les compresses, que l'on

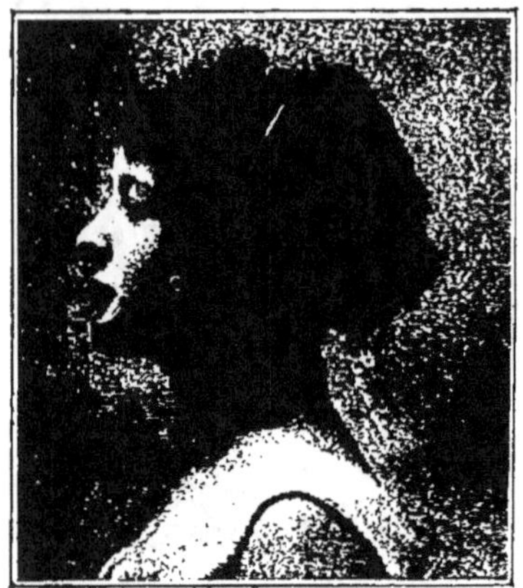

Fig. 11. — Masque cervico-
mentonnier auriculaire.

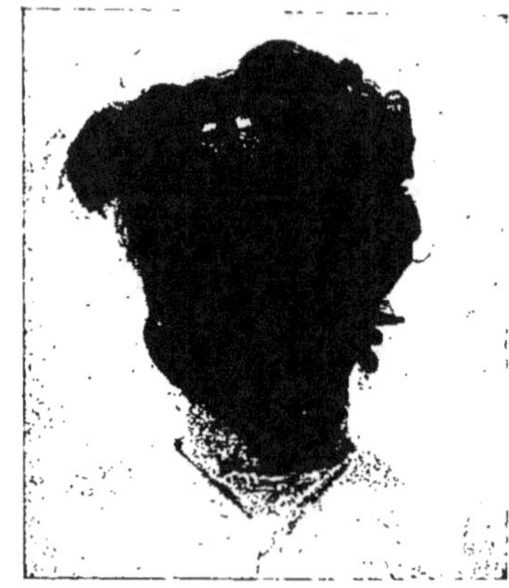

Fig. 12. — Masque médical.

recouvre de tissus imperméables. Ils sont analogues
aux emplâtres.

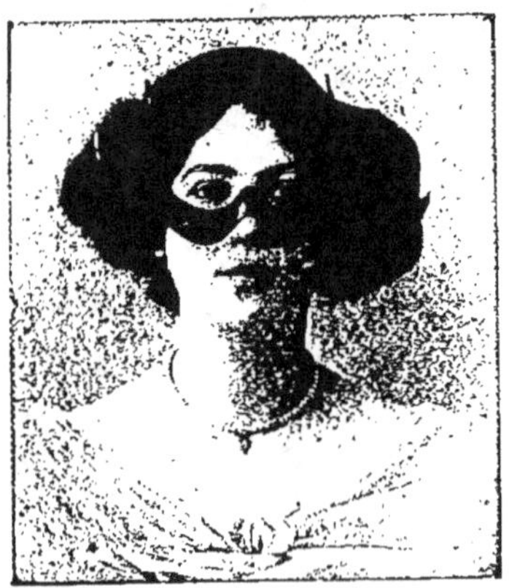

Fig. 13. — Masque papillon
partiel.

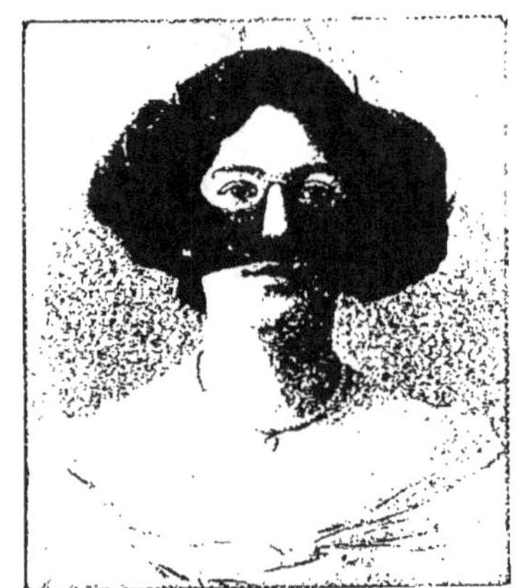

Fig. 14. — Masque papillon
complet.

L'ancienne cosmétique les employait fréquemment
sous le nom de *masques au mari*, parce qu'il se met-

taient le soir au coucher et que le mari en avait seul
le plaisir.

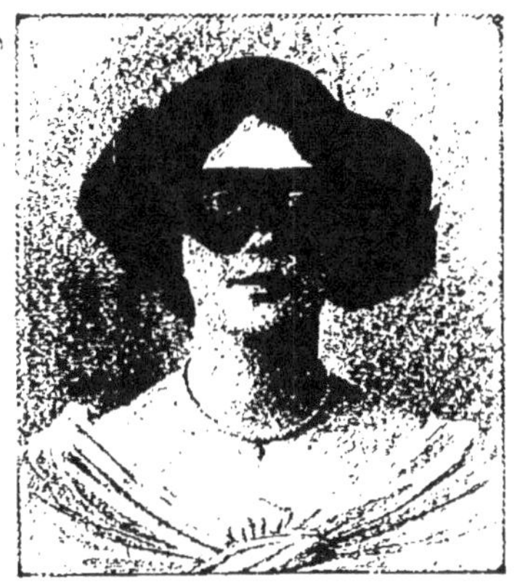

Fig. 15. — Masque loup.

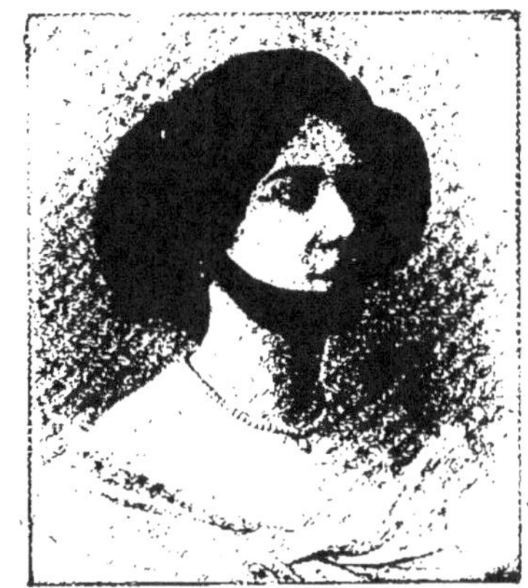

Fig. 16. — Masque menton-
nier partiel.

Le masque au mari de Poppée, un des plus célèbres,
était formé de seigle bouilli avec de l'huile, de façon à

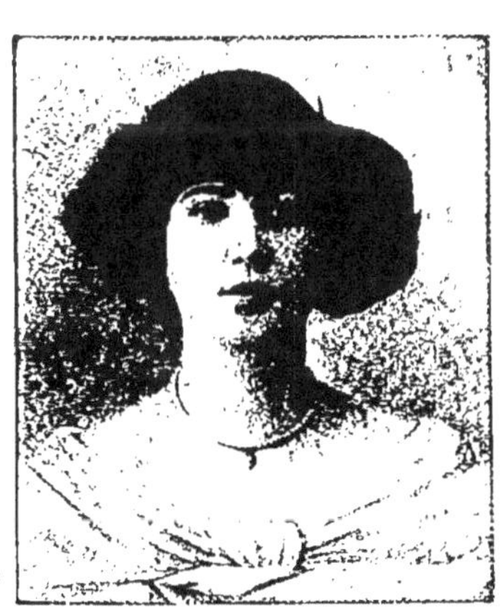

Fig. 17. — Masque frontal.

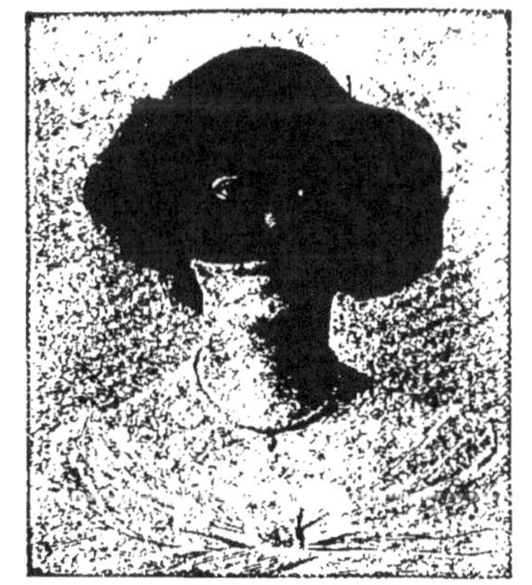

Fig. 18. — Masque partiel.

former une pâte épaisse, enlevée le lendemain avec un
lavage au lait.

On verra à l'article **Teint** la composition d'autres masques.

On a même fait des applications en masques de différentes parties de viandes d'animaux, en particulier du veau. De nos jours, les masques en caoutchouc sont surtout utilisés. Dans les pages précédentes sont reproduits, d'après les clichés de MM. Bognier et Buruet et de M. Bressy du passage Choiseul les différentes formes de masques en caoutchouc vulcanisé.

Masques en caoutchouc. — Ces masques ont des actions multiples, et, ainsi qu'on le verra dans les figures 7 à 18, leurs formes sont nombreuses.

J'ai dit que leur qualité essentielle est d'activer le fonctionnement des différents éléments de la peau et, à ce titre, ils sont, avec les pulvérisations, un des meilleurs éléments de tonicité et de nettoyage; c'est dans ce sens qu'ils peuvent agir pour prévenir les rides, pour donner de la tonicité à la peau, contre les congestions du visage, contre la sécheresse, les comédons, la séborrhée grasse, dans toutes les éruptions en général.

Mais il faut bien se rappeler qu'il est toujours nécessaire d'associer à leur application un autre traitement, car, sinon, ils ramollissent la peau et la rendent plus flasque.

L'*application intermittente des masques en caoutchouc*, les *massages* et les *pulvérisations* associés et alternes, me paraissent être les trois meilleurs éléments d'amélioration et de conservation cosmétique du visage.

Chaque fois que le masque sera enlevé, le laver à

l'eau boriquée chaude, puis froide, et le laisser sécher à l'abri de la poussière (Voy., pour plus de détails sur l'emploi médical des masques, le *Formulaire thérapeutique* et les *Médications*).

MASSAGE. — J'ai traité du massage dans le premier fascicule : *Hygiène du visage*, mais ce sujet a pris une

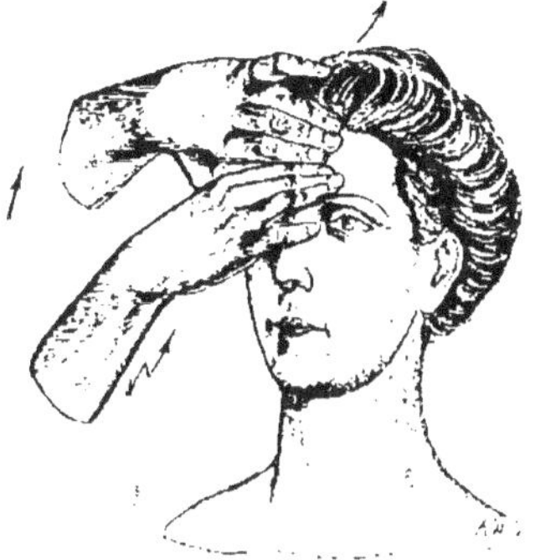

Fig. 19. — Massage du front par frictions.

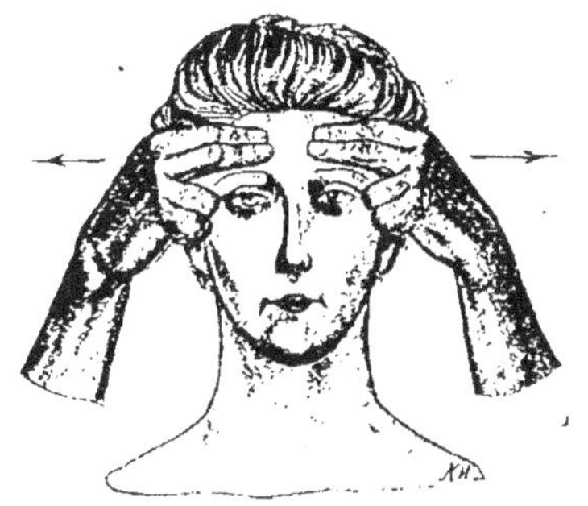

Fig. 20. — Lissage des rides du front.

La masseuse est debout à droite de la patiente. La main droite, en pétrissant, se meut dans une direction transversale. Les mouvements se font en zigzags, commençant à l'os nasal et se prolongeant sur le front, jusqu'à la limite des cheveux.

La main gauche, simultanément, opère un mouvement d'effleurage léger, qui, commençant aux saillies du front, se prolonge en hauteur jusqu'au cuir chevelu.

Effleurages au moyen des index et des majeurs des deux mains dans la direction transversale du front. On commence au centre du front et l'on continue jusqu'à la région des tempes.

La masseuse se tient debout derrière la patiente

telle importance cosmétique depuis quelques années que je suis obligé d'y revenir.

Il y a trois sortes de massages :

1° Le massage dit plastique du Dʳ Jacquet, qui est un massage violent que seul le médecin doit faire ; j'en

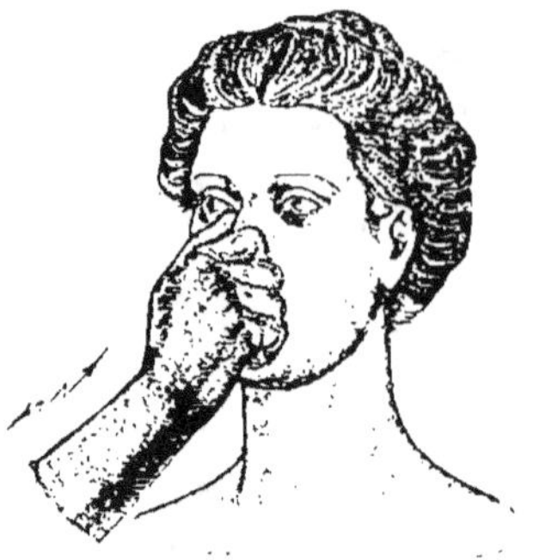

Fig. 21.—Pétrissage du nez avec la face palmaire de la phalange unguéale du pouce et de l'index de la main droite.

Le mouvement en zigzags, composé de légères vibrations, s'étend de la pointe jusqu'à la racine du nez ; la masseuse pince avec les deux doigts de chaque côté les ailes du nez.

La masseuse se tient du côté droit de la patiente, et sa main gauche soutient la nuque.

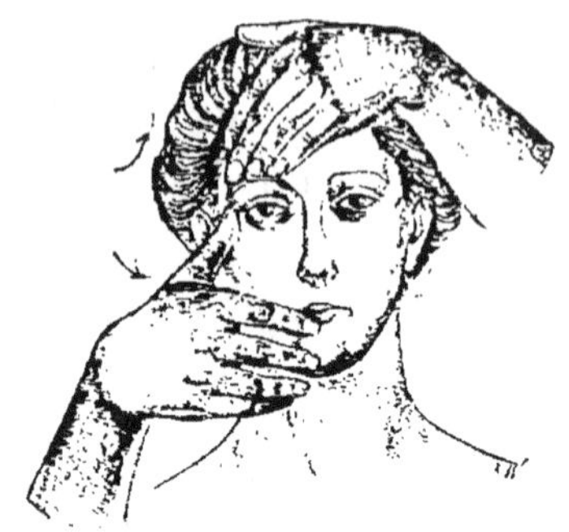

Fig. 22. — Massage de la patte d'oie.

Au moyen du pouce de la main droite, la main gauche soutient le front, alors que le pouce de l'autre main effleure doucement la tempe, allant du coin des paupières jusque vers la racine des cheveux.

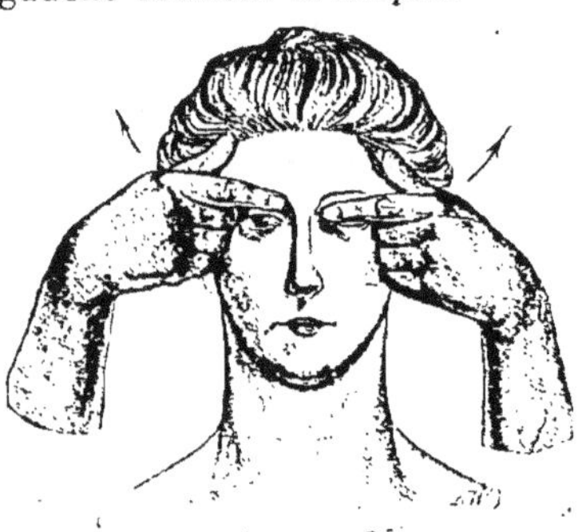

Fig. 23. — Massage de la paupière supérieure.

La peau de la paupière supérieure étant très délicate, effleurer doucement avec l'index en partant du coin de l'œil, près du nez.

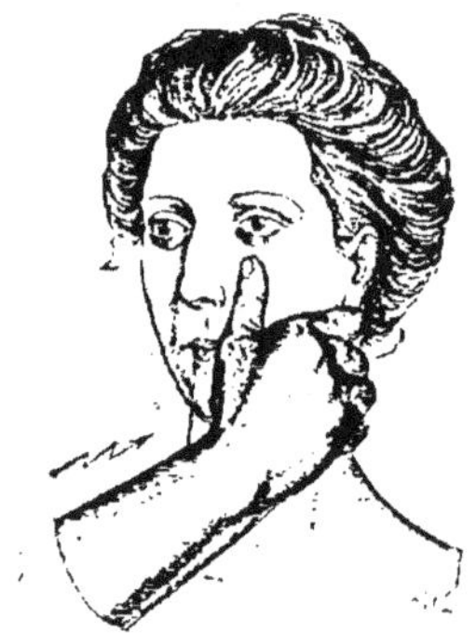

Fig. 24. — Massage de la paupière inférieure.

Même procédé que pour la paupière supérieure employé pour les boursouflures et rides.

parlerai dans un autre fascicule sur la *Physiothérapie* ;

2° Le massage cosmétique manuel ;

3° Le massage cosmétique vibratoire.

Le massage cosmétique manuel peut être fait préventivement, alors que la peau est saine sans acci-

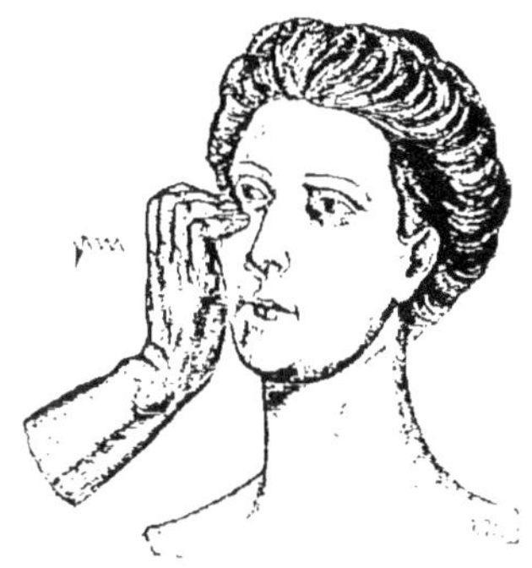

Fig. 25. — Tapottements de la paupière inférieure pour effacer les plis, les rides et les boursouflures.

On se sert des quatre doigts alternativement en effleurant la paupière, comme on le ferait des touches d'un piano.

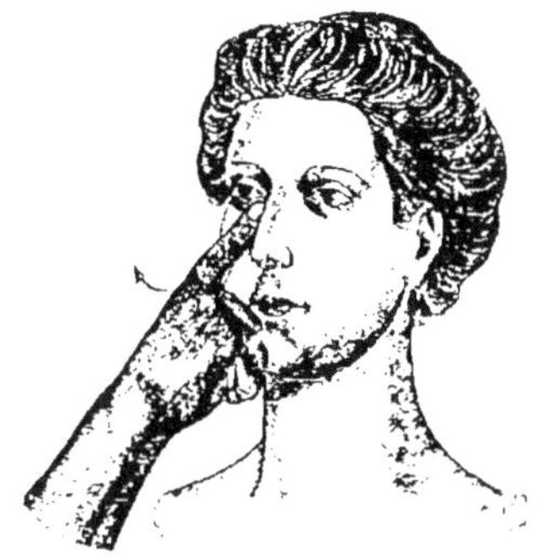

Fig. 26. — Effleurage de la paupière inférieure.

L'index se meut légèrement de la racine du nez vers la tempe. Ce mouvement convient pour les rides qui vont du nez vers les tempes.

dents : pour empêcher les rides ; il faut y joindre de bonnes lotions et frictions sèches.

Le massage est-il plus indiqué sur les peaux sèches que sur les peaux grasses, dans les états anémiques ou congestifs ?

Je répondrai à ceci qu'il peut y avoir indication générale du massage chaque fois qu'un trouble du visage survient. Le massage active la circulation et, de ce fait, la régularise, mais il ne doit être considéré alors que comme un accessoire pour aider d'autres moyens cosmétiques ou médicamenteux.

On peut se masser soi-même tous les soirs après la toi-

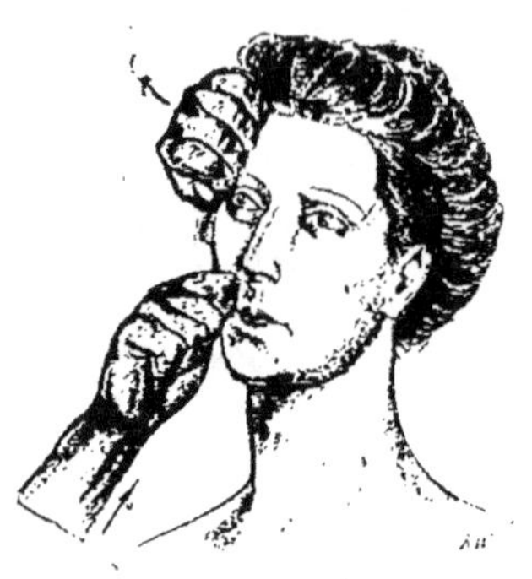

Fig. 27. — Pétrissage de la joue droite.

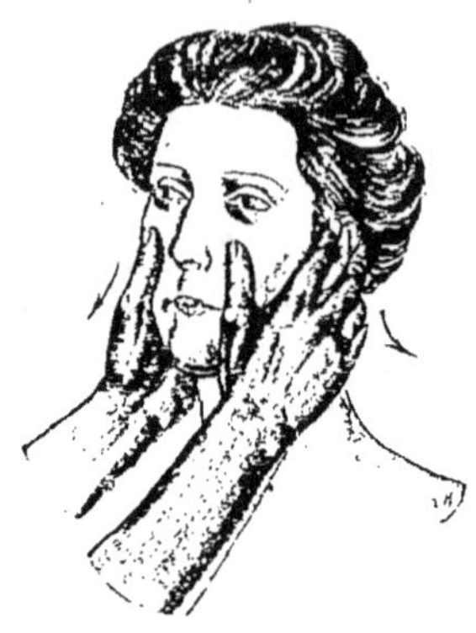

Fig. 28. — Effleurage des rides sous les yeux avec les deux pouces.

Avec les deux mains fermées à moitié, dans la direction transversale du visage.

Ce sont principalement les pouces et les index qui travaillent; ces derniers sont repliés à angle droit. Double mouvement. La main droite, à moitié fermée, se meut dans la direction transversale de la figure, du centre vers l'extérieur, puis, dans le sens inverse, en se relevant simultanément, à partir de la mâchoire inférieure, jusqu'à l'os maxillaire supérieur, et prolongeant le mouvement jusqu'au-dessous de la paupière inférieure. Le mouvement est prolongé vers la mâchoire inférieure et vers l'oreille droite, en passant sur l'os maxillaire inférieur, jusqu'au-dessous de la paupière inférieure droite. La masseuse se tient debout du côté droit, derrière la patiente.

Le mouvement commence au dos du nez et est dirigé par-dessus les os maxillaires supérieurs, sous les paupières inférieures, jusqu'à la région des tempes

lette, en suivant la trace des plis normaux de la peau, plis dans le voisinage desquels se feront souvent les rides.

On emploie le pouce, un ou deux doigts, en appuyant légèrement, en glissant et frôlant.

Le massage dure cinq à dix minutes ; il est suivi d'une

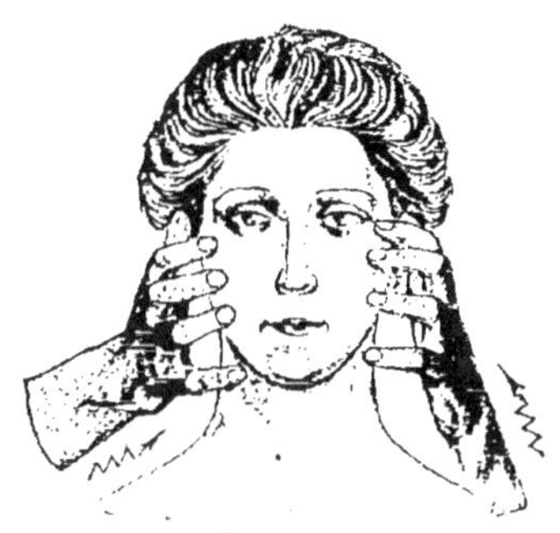

Fig. 29. — Ébranlement du visage.

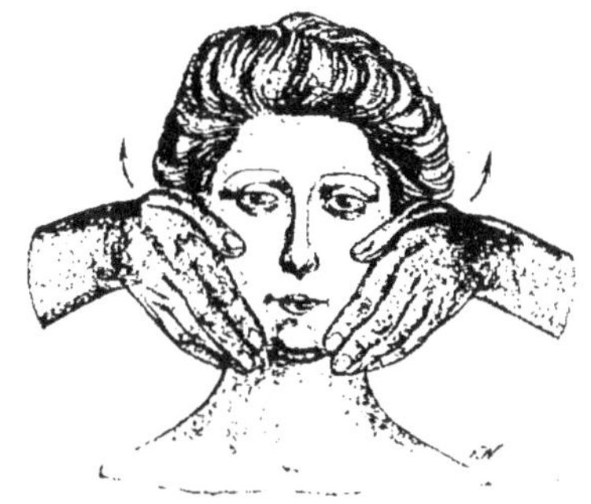

Fig. 30. — Massage du bas du visage.

Les doigts des deux mains, à l'exception des pouces, s'appuient sur les joues, entre les os maxillaires supérieurs et la branche ascendante de la mâchoire inférieure. La masseuse commence à ébranler la peau en rapprochant et écartant à tour de rôle, et aussi vite que possible, les bouts des doigts.

A la suite d'un certain nombre de ces ébranlements, sur une région du visage, les *doigts tremblottants* sont appliqués sur une autre région. Les pouces restent libres sans toucher le visage. La masseuse est debout derrière la patiente.

Les deux pouces sont appuyés sur les joues, tandis que les autres doigts effleurent le bas du visage, en partant du bas du menton pour remonter vers les oreilles.

pulvérisation, d'une lotion astringente, ou bien encore de l'application d'un masque local ou de bandelettes, s'il y a nécessité.

Ce massage, fait dès la trentaine, dès que commen-

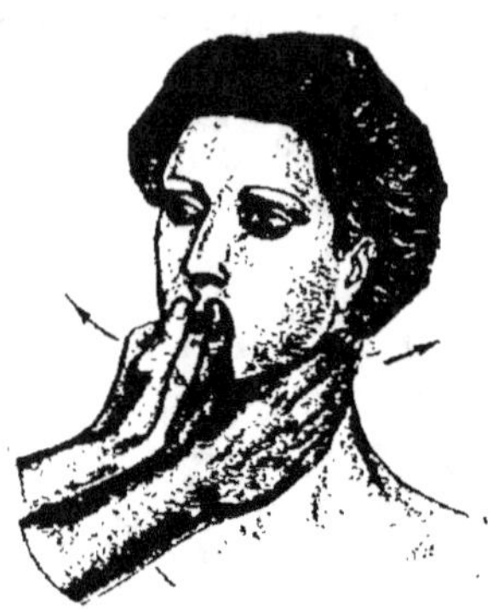

Fig. 31. — Effleurage du sillon entre le nez et la lèvre supérieure.

Cet effleurage est exécuté avec les deux pouces ; il part du milieu de la lèvre supérieure jusqu'aux branches de la mâchoire supérieure.

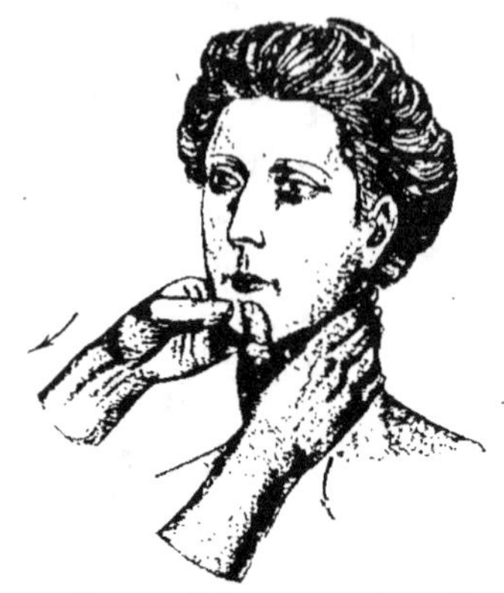

Fig. 32. — Effleurage du sillon entre le menton et la lèvre inférieure.

Cet effleurage, exécuté avec les deux pouces, est commencé exactement au-dessous de la lèvre inférieure, puis continué jusqu'aux branches ascendante de la mâchoire inférieure. La masseuse est également à droite de la patiente.

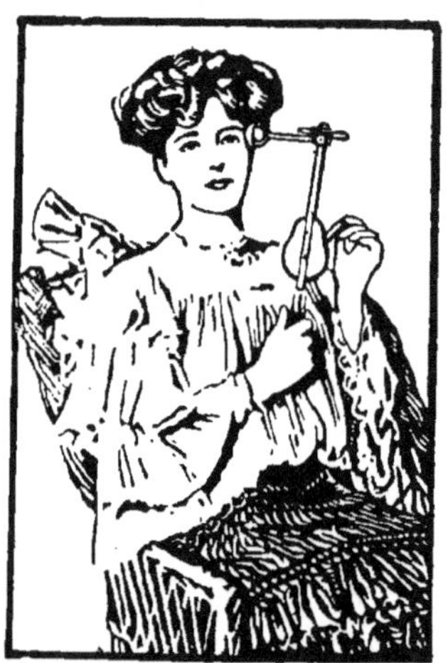

Fig. 33. — Vibrateur Védée. Massage de la patte d'oie.

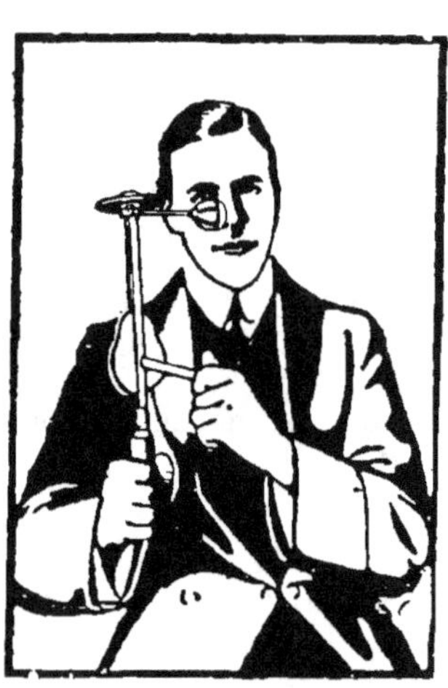

Fig. 34. — Vibrateur Védée. Massage du nez.

cent à se manifester certains inconvénients, peut-être d'une grande utilité pour l'avenir.

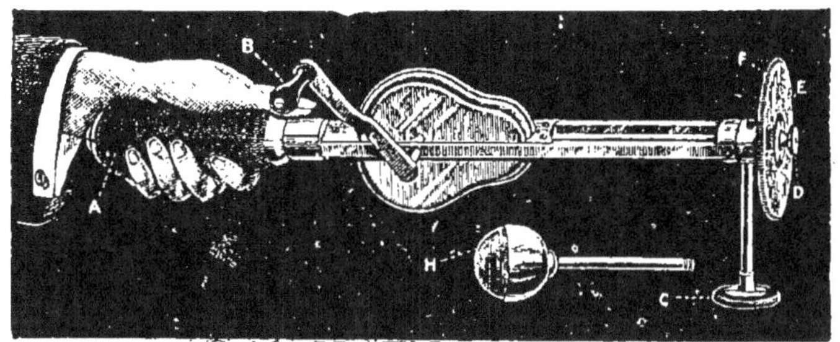

Fig. 35. — Vibrateur Védée prêt à fonctionner, avec raccords à calotte et à boule G et H.

A, poignée tenue d'une main, l'autre main tourne la manivelle B.

Massage vibratoire. — Il se fait à l'aide d'appareils spéciaux dits **vibrateurs** à mains ou mus mécaniquement

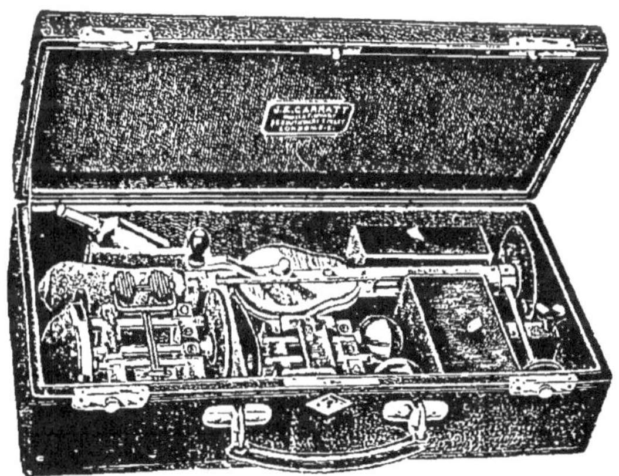

Fig. 36. — Vibrateur Védée dans un écrin, avec ses accessoires.

niquement par l'électricité. Il est appliqué par le sujet lui-même ou par un aide.

La condition d'application essentielle est de ne pas

être douloureuse ni trop longue. Il agit par frôlement, frottement, pression légère. On applique sur la partie à traiter l'extrémité de la tige vibrante, garnie d'une boule, d'un disque, d'un godet plein ou creux.

Lorsqu'au massage vibratoire se joint une action électrique, il s'agit alors de **sismothérapie**, qui est du domaine médical.

La règle générale de tout massage du visage est son nettoyage préalable, la propreté absolue des instruments et des mains, l'emploi, pour le massage manuel, de poudre de talc ou de mélanges spéciaux, poudres ou crèmes variables suivant que la peau est sèche ou grasse (Voy. ces mots).

Toujours, après le massage, donner les soins cosmétiques que comporte l'état du visage.

Le massage vibratoire a acquis, depuis quelques années, une très grande vogue ; de nombreux appareils que l'on tient à la main et que l'on fait fonctionner soit avec l'autre main libre, soit par de petits moteurs électriques, existent dans le commerce. A ce massage mécanique est souvent jointe l'action de courants continus ou interrompus. L'application de ces instruments est des plus simple, et la plupart d'entre eux sont accompagnés d'une notice explicative de leur emploi.

MENTON. — Le menton est souvent le siège d'acné, de points noirs et, chez l'homme, du fait du rasage, de rougeurs, de petites excoriations, de dartres (feux du rasoir) (Voy. ces mots). Les soins sont les mêmes que pour le reste du visage.

Le double menton, qui est un effet de l'obésité locale, sera traité par les lotions astringentes, les masques, le massage, l'électricité.

MORSURES. — Voy. **Piqûres** et **Plaies.**

Le traitement varie avec la nature, l'étendue et le siège. Il est d'ordre médical. Lavage immédiat à l'alcool camphré, à l'eau oxygénée ; toucher à la teinture d'iode (sauf au voisinage de l'œil).

MOUCHES. — Les mouches étaient de petits morceaux de taffetas noir, de formes différentes, que les coquettes appliquaient sur leur visage : pour cacher quelque défaut, pour faire valoir la blancheur du visage, pour attirer l'œil et subjuguer un cœur.

C'est surtout à l'époque de Mme de Pompadour que cette mode fit fureur.

Il y avait neuf manières de placer les mouches, d'après Joannis Guignard (Paris, 1866) (*La boîte à quatre sols*), suivant la signification qu'on voulait leur donner.

La passionnée : au coin de l'œil ; la majestueuse, presque au milieu du front ; l'enjouée, sur le bord de la fossette que forme la joue pendant le rire ; la galante, au milieu de la joue ; la baiseuse, au coin de la bouche ; la gaillarde, sur le nez ; la coquette, sur les lèvres ; la discrète, au-dessous de la lèvre inférieure, vers le menton ; la voleuse, sur un bouton.

NEZ. — Le nez demande une hygiène et des soins spéciaux, étant, avec les oreilles, la partie la plus accessible aux variations de température et de circulation.

La forme du nez est très variable : il est droit (nez grec), long et pointu, mince et effilé, aquilin, gros et court, épais, rond, retroussé (nez à la Cléopâtre ou à la Roxellane), épaté, tordu, etc.

Le nez grossit chez les gros mangeurs, chez les personnes qui ont la mauvaise habitude de le gratter, de le toucher à chaque instant, ou qui ont une maladie des fosses nasales.

Les rhumes de cerveau répétés chez l'adulte, les végétations adénoïdes chez les enfants épaississent et rougissent le nez.

Beaucoup de sujets, même jeunes, ont le bout du nez rouge, surtout sous l'influence du froid, en particulier le froid aux pieds. Les excès de régime, la lecture ou le travail, la tête baissée, certaines maladies ou affections d'organes font rougir le nez.

Il est fréquent de voir au bout du nez des engelures, des points noirs ou comédons.

Les ailes du nez sont très souvent grasses. L'intérieur des narines est garni de longs poils qui s'enflamment et peuvent suppurer en donnant des affections rebelles (folliculites ou furoncles).

Il faut toujours, quelle que soit l'affection du nez, visiter la cavité des fosses nasales, faire traiter les coryzas, rhinites, végétations ou déviations.

Si le nez a tendance à rougir, il faut le laver matin et soir et aspirer, au moment de la toilette, de l'eau très chaude dans laquelle on mettra quelques gouttes de :

```
Alun...........................  )
Vinaigre fort..................  }  āā 30 grammes.
Benjoin........................  )
```

de façon à obtenir un liquide blanchâtre.

Pour se moucher, employez des mouchoirs en fil ou en toile et se moucher doucement. Ne jamais épiler les poils des narines, mais les couper. Ne pas presser les points noirs du nez trop violemment ou trop souvent, mais les laver comme ci-dessous (Voy. **Tannes**).

Les déformations du nez sont quelquefois difficiles à corriger. On a essayé de rendre le nez moins gros en faisant porter des pinces qui compriment à la racine les artères du nez.

Les narines étroites sont dilatées avec de l'éponge préparée. Il faut se défier des injections de paraffine pour les déformations nasales.

Acné. — Voy. les mots **Acné, Hypertrophie, Rougeurs, Narines** et t. II.

Atrophie. — Voy. **Rhinite chronique et Ozène.**

Boutons. — Mêmes indications que **Acné.**

Coryza aigu ou *Rhinite aiguë.* — Traitement général ; quinine, chambre, lit, bains de pieds sinapisés.

Solution à humer.

Bichlorure de mercure............	$0^{gr},30$ cent.
Laudanum de Sydenham.........	} $\bar{a}\bar{a}$ XX gouttes.
Hydrolat de laurier-cerise	
Eau distillée...................	120 grammes.

Respirer VI à VIII gouttes sur un mouchoir, plusieurs fois par jour.

Menthol...................	10 grammes.	
Alcool à 90°............	78	—
Ammoniaque............	12	—

A humer comme ci-dessus.

(Martin).

Inhalations ou fumigations.

Menthol................	} $\bar{a}\bar{a}$ 1 gramme.	
Eucalyptol.............		
Essence de thym.........	} $\bar{a}\bar{a}$ 5	—
— de lavande.........		
Teinture de tolu........	10	—
Alcool à 90°...........	100	—

En mettre une cuillerée à café dans une tasse et verser de l'eau bouillante dessus, aspirer les vapeurs.

(Martin).

Pommades.

Antipyrine..... .... 0^{gr},50 à 1 gramme.
Acide borique.................... 1   —
Vaseline 20   —

A mettre trois à quatre fois par jour dans le nez.

Lanoline....................... } ãã 15 grammes.
Glycérine......................
Salicylate de naphtol............. 2   —
Menthol...................... } ãã 0^{gr},50
Eucalyptol....................

A mettre trois à quatre fois par jour dans le nez.

(Monin).

Inhalations.

Acide phénique pur............. } ãã 4 grammes.
Ammoniaque....................
Alcool à 90°..................... 2   —
Eau distillée 0   —

———————

Menthol........................... 0^{gr},50
Chlorhydrate de cocaïne........ .... 0^{gr},10
Huile d'eucalyptus .... 30 grammes.
(Martin).

Badigeonnage.

Menthol......................... 0^{gr},10
Eucalyptol....................... 0^{gr},12
Camphre......................... 0^{gr},15
Huile d'amandes douces........... 60 grammes.

Pulvérisations.

Ichtyol...................... 0^{gr},50
Alcool à 90°............... } ãã 50 centimètres cubes.
Éther......................

En pulvérisation dans les fosses nasales.

Pour les enfants : dans chaque narine ; quatre fois par jour deux à trois gouttes de :

Menthol...................... $0^{gr},20$ à $0^{gr},40$
Huile d'olives stérilisée.............. 20 grammes.

Pommade.

Menthol.......................... 2 grammes.
Chlorhydrate de cocaïne.............. $0^{gr},10$
Acide borique...................... 3 grammes.
Vaseline.......................... 30   —

Introduire gros comme un pois dans les narines. Ce mélange est irritant.

(O. Martin).

Pommade.

Thymol.......................... $0^{gr},20$
Résorcine .... $0^{gr},30$
Vaseline.......................... 15 grammes.

Pommade.

Vaseline.......................... 20 grammes.
Menthol.......................... $0^{gr},10$
Extrait de noix vomique........... $0^{gr},15$
Eau distillée de rose.............. XX gouttes.

Poudre à priser

Bétol............................ ⎱
Sous-nitrate de bismuth........... ⎰ āā 10 grammes.
Protargol.................. 2 à   4   —

Pour les enfants.

Chlorhydrate de cocaïne.. $0^{gr},05$ à $0^{gr},10$ centigr.
Tanin............................ 1 gramme.
Salicylate de bismuth............. ⎱
Camphre.......................... ⎰ āā 5   —

(Martin).

Prises ou insufflations nasales.

Sulfate basique de quinine	0gr,50
Acide borique.............	5 grammes.
Sous-nitrate de bismuth..........	} āā 10 —
Benjoin pulvérisé..............	

(Martin).

Chlorhydrate de cocaïne...........	0gr,10
Menthol.....................	0gr.20
Acide salicylique..	0gr,50
Acide borique........... :..	4 grammes.
Poudre de guimauve..	10 —

(O. Martin).

Pommade.

Chlorhydrate de cocaïne..........	0gr,05
Résorcine..................	0gr.10
Salicylate de soude..............	0gr,50
Essence de romarin	XXV gouttes.
Vaseline..................	15 grammes.

Pommade.

Axonge................	4 grammes.
Teinture de vanille................	IV gouttes.
Tanin..................... ...	0gr,20
Sucre de lait....................	} āā 5 grammes.
Acide citrique...................	
Poudre de benjoin..............	4 —
Salol.....................	1 —

(O. Martin).

Chlorhydrate de cocaïne........ .	} āā 0gr,50
Menthol.....................	
Acide borique........	} āā 2 grammes.
Café torréfié...................	
Sucre de lait...................	20 —

(O. Martin).

Aristol.........................
Dermatol...................... $\tilde{a}\tilde{a}$ 2 grammes.
Salol.........................

Benjoin....................... $\tilde{a}\tilde{a}$ 4 —
Acide citrique ....
Sucre de lait................. 10 —

Salol........................ 1 gramme.
Acide salicylique............ 0^{gr},20
Tanin........................ 0^{gr},10
Acide borique................ 4 grammes.
Chlorhydrate de cocaïne...... 0^{gr},10
Camphre...................... 2 grammes.
(Martin).

Gomme adragante pulvérisée... 10 grammes.
Salicylate de bismuth........ 5 —
Quinine brute................ 1 —
Menthol...................... 0^{gr},50
Thymol....................... 0^{gr},25
Chlorhydrate de cocaïne...... 0^{gr},10
(O. Martin).

Coryza chronique. — Ce coryza, appelé également rhinite chronique, occasionne souvent la rougeur du nez. Il est l'origine du sycosis de la lèvre supérieure se manifestant soit par des points suppurés, soit par de l'eczématisation.

Dans les cas rebelles, faire respirer des vapeurs d'iode; traiter par les pointes de feu et dans les cas rebelles par l'épilation des poils ou vibisses qui sont à l'entrée des narines. Chez l'enfant et même l'adulte, chercher s'il n'existe pas de végétations adénoïdes.

Badigeonnages et cautérisations.

Nitrate d'argent................ 1 à 3 grammes.
Eau distillée................... 100 —
Badigeonner matin et soir.

Eau oxygénée à 12 volumes.
Applications locales deux à trois fois par jour.

Permanganate de potasse à 1/200, 1/100.
En badigeonnage une fois par jour.

Thymol	0^{gr},50
Résorcine	0^{gr},30
Glycérine	20 grammes

Pour cautériser, très caustique.

Irrigations nasales.

Solution de permanganate de potasse à. 0^{gr},25 à 0^{gr},50
pour 1 000 d'eau bouillie.

Acide salicylique	10 grammes.
Chlorure de sodium	400 —
Bicarbonate de soude	200 —

Faire dissoudre deux cuillerées à café de ce mélange dans 1 litre d'eau bouillie tiède.

Les irrigations nasales sont pratiquées soit avec une seringue, le bock à injection ou la douche de Weber. Ces irrigations présentent le danger de faire pénétrer des mucosités dans les trompes et d'entraîner la suppuration de l'oreille moyenne (otite). Elles doivent être pratiquées, les narines bien obturées, la bouche ouverte, en respirant largement. Il ne faut pas se moucher après l'irrigation pour éviter l'otite.

Calmant.

Chlorhydrate de cocaïne	1 gramme.
Eau distillée	20 —

En attouchements.

(O. Martin).

Insufflations.

Iodol........................ ⎫
Acide borique pulvérisé.......... ⎬ āā 10 grammes.
Tanin....................... 5 à 10 —

Deux à quatre fois par jour en insufflation.

Poudres à priser.

Acéto-tartrate d'alumine............. 4 grammes.
Lactose......................... 6 —

———

Salol .... 2 grammes.
Borate de soude............... ⎫
Acide borique,................ ⎬ āā 15 —

(O. Martin).

Sozoïodolate de zinc................. 1^{gr},50
Sucre de lait...................... 8^{gr},50
Menthol........................ Q. S. pour parfumer.

(O. Martin).

Inhalations.

Formol....................... 0^{gr},05
Goménol...................... ⎫
Menthol...................... ⎬ āā 0^{gr},10
Chloroforme................... ⎭
Eau de Cologne................ 100 grammes.

Après un lavage, faire avec une cuillerée de cette solution, deux fois par jour, une inhalation.

(O. Martin).

Déformation du nez.

Dermite ou irritation nasale consécutive au coriza (Voy. **Eczéma** et **Sycosis**).

Gaston. — Formulaire cosmétique. 11

Pâtes et pommades.

Eau de laurier-cerise.................... 10 grammes.
Extrait de belladone................. 0gr,50
Oxyde de zinc...................... 10 grammes.
Amidon............................ 12 —
Lanoline anhydre................... 22 —
Pour pâte.

(De Règla).

Lanoline........................ ⎫ ᾱᾱ 2gr,50
Eau............................. ⎰
Vaseline........................... 15 grammes.
Résorcine.......................... 0gr,10
Oxyde de zinc..................... 0gr,50
Chlorhydrate de cocaïne........ 0gr,25
Adrénaline..................... 2 milligrammes.
(De Règla).

Eczéma. — Voy. **Tannes.**

Engelures (Voy. p. 93 pour le **Traitement des engelures en général**). — Ne pas confondre l'engelure simple, trouble vaso-moteur, sorte d'asphyxie locale, avec le **lupus pernio,** qui est une tuberculose de la peau. Lotions chaudes avec eau coupée de lait et vinaigres virginaux ; alcoolats avec décoction de feuilles de noyer (Monin).

Poudres.

Salicylate de bismuth............ ⎫ ᾱᾱ 10 grammes.
Poudre de talc................,......: ⎰

Pommades.

Beurre de cacao .... 25 grammes.
Huile de noisette .... 5 —
Acide citrique...................... 0gr,25
Précipité blanc.................... 0gr,15
Teinture de musc................... X gouttes.
(Monin).

Acide salicylique...................,. 1 gramme.
Huile d'amandes douces............. 40 —
Poudre d'amidon....................- 1 —
Glycérine neutre................... 20 —
(Vaucaire).

Gros nez, nez hypertrophié ou rhinophyma. — Le nez devient gros à la suite d'irritation venant du dehors ou du dedans. Les poussées de coryza aigu, le coryza chronique, les inflammations et tumeurs de l'intérieur du nez contribuent à produire l'hypertrophie. Mais celle-ci se produit surtout à la suite de la couperose et de l'acné ; cette hypertrophie aboutit au rhinophyma (Voy. ce mot au *Formulaire thérapeutique*).

Traiter les affections du nez : massage, électrolyse, pointes de feu.

Irritation nasale. — Voy. **Coryza, Dermite, Eczéma.**

Lorgnette (Nez en). — Voy. le *Formulaire thérapeutique.*

Odeur mauvaise du nez. — Voy. **Ozène** et **Rhinite.**

Ozène ou **punaisie.** — Affection des plus pénible pour le malade et surtout l'entourage.

Peut résulter d'inflammation chronique entraînant l'atrophie de la muqueuse ou de manifestations de la syphilis héréditaire ou acquise.

Si la syphilis est en cause, instituer le traitement spécial à cette maladie. L'ozène relève des soins locaux du rhinologiste et des affections de la gorge et du nez. Il faut débarrasser le nez des mucosités qui s'y forment et y séjournent. Irrigations d'eau oxygénée, boriquée à 12 volumes, coupée d'eau et même pure, de solution de permanganate à 1 p. 4000, pour 2000 ou p. 1000.

d'eau salée : deux cuillerées à café de sel blanc pour 1000 d'eau.

Inhalations.

Camphre..........................	8 grammes.
Teinture d'iode......	10 —
Iodure de potassium................	2 —
Goudron...........................	12 —
Alcool à 90°......................	100 —
Eau...............................	250 —

Évaporer au bain-marie.

(Vaucaire).

Menthol...........................	1 gramme.
Alcool............................	60 —

(Vaucaire).

Pommades.

Menthol...........................	0^{gr},20
Aristol...........................	2 grammes.
Vaseline stérilisée................	25 —

Menthol...........................	1 gramme.
Eucalyptol........................	0^{gr},20
Huile de vaseline.................	60 grammes.

Poudre à priser.

Salol.............................	2 grammes.
Borate de soude	ãã 15 —
Acide borique.....................	

Poudre de charbon.................	
— de quinquina.................	ãã P. E.
— de myrrhe...................	

(Meyer).

Lavages.

Menthol...........................	0^{gr},10
Chlorate de potasse...............	30 grammes.

A mettre dans 1 litre d'eau bouillie chaude

(Vaucaire).

Paraffine. — L'usage des injections de paraffine, soit pour effacer les rides, soit pour masquer certaines défectuosités, méplats ou irrégularités du visage, peut entraîner de grands ennuis. A plusieurs reprises j'ai eu l'occasion d'être consulté par de très jolies

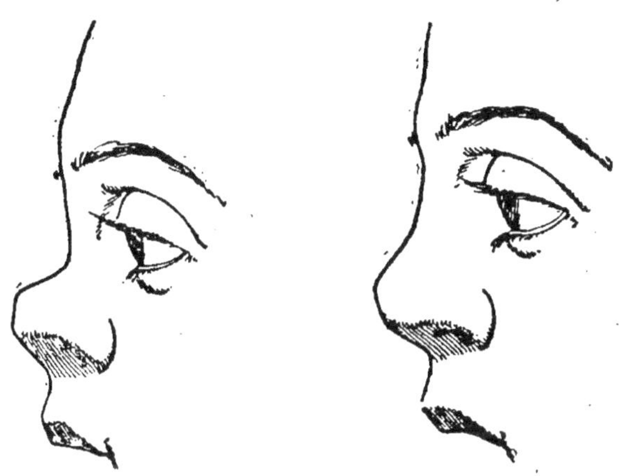

Fig. 37.   Fig. 38.

Fig. 37 et 38. — Aspect d'un nez en lorgnette traité par une injection de paraffine. — Fig. 37 : avant l'injection. — Fig. 38 : après (Voy. pour l'emploi le fascicule *Chirurgie cosmétique et esthétique*).

femmes, qui, ayant voulu modifier un petit défaut de leur visage, ont été dans la suite obligées de se faire enlever la paraffine. Cet enlèvement nécessitant des incisions a l'inconvénient de produire des cicatrices, qui très souvent deviennent chéloïdiennes, c'est-à-dire saillantes, blanchâtres, dures, produisant une véritable difformité de la peau.

L'injection de paraffine n'est guère acceptable que pour modifier des déformations nasales ou autres provenant de naissance ou d'accidents, déformation qui rendent la vie insupportable (Voy. **Prothèse**).

Points noirs. — Voy. **Tannes.**

Rhinite. — Voy. **Coryza** et **Ozène.**

Rhinophyma. — Cette affection, véritable difformité caractérisée par un nez saillant, végétant et rouge, résulte d'une inflammation chronique des glandes sébacées avec hypertrophie de ces glandes.

On traite le rhinophyma comme l'acné. En outre scarifications, pointes de feu, électrolyse.

Si ces moyens sont insuffisants, on pratique la décortication (Voy. ce mot).

Rougeurs du nez. — Voy. **Congestion, Couperose** et **Acné.** — La rougeur du nez peut s'accompagner d'un état luisant ou gras, ou bien de sécheresse avec desquamation (Voy. aux articles : **Gras, Luisant, Séborrhée**).

La rougeur du nez tient à des causes locales ou générales.

Causes locales : dues aux maladies de la muqueuse du nez ou du voisinage : *Coryza, Rhinite, Polype, Végétations adénoïdes* ou maladies de la peau du nez : *Acné, Couperose, Séborrhée.*

Causes générales : surtout les troubles circulatoires et les mauvaises digestions.

Troubles circulatoires : maladies du cœur, du poumon (asthme), chlorose, anémie, maladies ou troubles de la matrice, pieds froids ; corset, jarretières ou vêtements trop serrés ; excès de froid ou de chaleur, variations brusques de température.

Troubles digestifs : abus alimentaires, excès de vin ou d'alcool, dyspepsie gastrique ou intestinale, lecture après les repas.

Le *traitement* est donc général et local, il doit s'adresser aux troubles indiqués ci-dessus, modifier l'état de la muqueuse nasale, qui ne doit être ni sèche, ni congestionnée ; désobstruer le nez des mucosités qui y séjournent.

Pour désobstruer.

Menthol..............	0^{gr},10
Résorcine.........................	0^{gr},15
Chlorhydrate de cocaïne............	0^{gr},10
Vaseline.........................	20 grammes.

Pour décongestionner la muqueuse.

Attouchements à la solution d'antipyrine à 1/10, 1/20, 1/50.
Attouchements à la solution d'adrénaline à 1/2 000, 1/1 000.

Contre la sécheresse ou les sécrétions de la muqueuse du nez, user de corps gras : vaseline, huile de vaseline, huile de goménol, pure ou additionnée de substances médicamenteuses.

LOTIONS ET PULVÉRISATIONS CONTRE LA ROUGEUR DU NEZ

Employer de l'eau bouillie dans laquelle on met pour un litre une cuillerée à café ou à soupe des mélanges ci-contre, suivant la tolérance de la peau :

Eau de lis, teinture de benjoin, vinaigres de toilette, lait virginal, alcoolats.

Généralement après les lotions ou pulvérisations de vapeur de ces mélanges, on sèche avec des poudres astringentes si la peau est grasse et luisante ; on applique des corps gras, de la vaseline en particulier, si la peau est sèche, puis on essuie avec un linge fin,

Lotions et pulvérisations.

Borax en poudre...................	10 grammes.	
Eau de Cologne....................	10	—
Eau simple........................	150	—

Pour lotions tièdes, on dissout d'abord le borax dans l'eau.

(Vaucaire).

Si tendance acnéique :

Eau distillée de rose...............	250 grammes.	
Alcool camphré	30	—
Soufre précipité	20	—
Gomme du Sénégal pulvérisée.......	8	—

Borax en poudre................	2 grammes.	
Eau de rose....................	ãã 20	—
Eau de fleurs d'oranger..........		

Pour lotionner, ne pas essuyer.

(Vaucaire).

Badigeonnage le matin avec :

Benzine	60 grammes.	
Fleurs de soufre...................	10	—
Essence de rose....................	1	—

De Lusi recommande le procédé suivant :

Imbiber de benzine des compresses en tarlatane (bien stériles et sans empois, pliées en plusieurs doubles ; les appliquer pendant cinq minutes environ (suivant tolérance), en appuyant et sans frotter, sur les régions rouges.

Poudres.

Craie préparée....................	ãã 10 grammes.	
Magnésie calcinée................		
Lycopode pulvérisé..............	15	—
Amidon.........................	100	—
Gentiane pulvérisée......	12	—

(De Régla).

Sous-nitrate de bismuth................ ... 6 grammes.
Craie préparée....................... 15   —
Amidon............................... 45   —

(J. de B.).

Pommades.

Une fois par semaine mettre :

Thigénol............................. 3 grammes.
Résorcine............................ 1   —
Oxyde de zinc 5   —
Lanoline............................. 10   —
Vaseline............................. 5   —
Eau de Pagliari...................... 3   —

Pendant quinze jours le soir, appliquer :

Naphtol.............................. $0^{gr},35$
Camphre dissous dans l'alcool........ $0^{gr},35$
Soufre précipité..................... 2 grammes.
Lanoline............................. 25   —

Ichtyol.............................. $0^{gr},50$
Ergotine............................. 3 grammes.
Lanoline............................. 8   —
Vaseline............................. 8   —

(De Régla).

Pommade de concombres............... 30 grammes.
Sucrate de chaux.................... 10   —

Précipité blanc .... $0^{g},50$
Acide borique .... $1^{gr},50$
Vaseline............................. 15 grammes.

Cold-cream aseptique. .... 60 grammes.
Hyposulfite de soude................. 10   —
Huile de Cade....................... 3   —
Essence d'opoponax.................. 2   —

Vaseline	10 grammes.
Oxyde de zinc	0^{gr},50
Extrait de violettes	1 goutte.

Précipité blanc	1	gramme.
Salicylate de soude	3	—
Craie préparée	15	—
Magnésie calcinée	15	—
Lanoline hydratée	8	—
Cérat de Galien	} ãã 12	—
Vaseline		

Tannes. — Voy. **Couperose, Acné, Séborrhée.**

Les tannes, points noirs ou comédons, sont des amas de graisse, de débris épidermiques et de poussière obstruant l'orifice des glandes sébacées. Il en est quelquefois de très volumineuses, dont la sortie laisse à la suite une petite cicatrice, un trou minuscule, blanc ou noir. Les tannes accompagnent généralement l'état gras de la peau et l'acné.

Traitement mécanique. — Massage, extirpation par pression ou à l'aide d'une clef de montre ou d'un appareil spécial (vide-comédon), dont on met le centre sur le comédon et on presse. Cette pression est quelquefois très douloureuse.

Traitement médico-chirurgical. — Scarifications, énucléation au scarificateur et même à la curette. Chaque intervention doit être précédée d'un lavage et dégraissage de la région (eau et savon, alcool, éther) et suivie d'un attouchement antiseptique (Naphtol camphré), ou d'une cautérisation (nitrate d'argent 1/20, teinture d'iode, chlorure de zinc 1/20).

Traitement médical. — Voy. **Acné** et **Séborrhée.**

Lavages à l'eau chaude additionnée de bicarbonate

de soude, de biborate, de boricine, de sulfo-bore (combinaison de soufre et de borate de soude) dans les proportions de 10, 20 à 30 grammes par litre d'eau.

Pulvérisations des mêmes solutions et d'eaux sulfureuses (eaux d'Uriage, de Challes ; sulfureux divers en poudre).

Lotions et frictions avec :

Eau distillée......	1 000 grammes.
Alcool à 90°.....................	100 —
Acide borique...................	20 —
Acide thymique.................	30 —
Alun en poudre.................	10 —

Éther...........................	30 grammes.
Eau oxygénée à 12 volumes........	20 —
Alcool à 90°....................	50 —
Bicarbonate de soude........... 5 à	10 —

Eau............................	250 centimètres cubes.
Borate de soude...............	10 grammes.
Alcool........................	100 —

Lotions.

Borate de soude.................	5 grammes.
Alcool à 90°....................	10 —
Glycérine neutre	30 —
Eau de rose....................	100 —
	(Vaucaire).

Alcool.........................	20 grammes.
Sublimé........................	0^{gr},05

Coupées moitié d'eau.

Liqueur de Labarraque, une cuillerée à café ou à soupe pour un bol d'eau.

Liqueur d'Hoffmann................. 30 grammes.
Eau-de-vie de lavande............. 20 —
Essence de reine des prés........... 5 —

————

Alcool à 90°...................... 80 grammes.
Alcoolat de lavande................ 10 —
Savon noir....................... 40 —
Acide salicylique.................. 1 —

Pur ou coupé d'eau.

(Brocq).

————

Carbonate d'ammoniaque........ 1 à 2 grammes.
Éther........................... 30 —
Eau............................. 70 —

(Vaucaire)..

————

Éther sulfurique.............. ⎫
Borate de soude............... ⎬ āā 10 grammes.
Eau distillée................. 150 —

Pommades.

Lanoline....................... 20 grammes.
Ichtyol........................ 2 —

(J. de B.).

————

Résorcine...................... 5 grammes.
Axonge......................... 100 —

————

Lanoline....................... 5 grammes.
Huile essentielle de romarin......... 3 —
Oxyde de zinc.................. 5 —

————

Acide salicylique............... 50 grammes.
Vaseline....................... 50 —

Très irritante.

OBÉSITÉ. — Empâtement graisseux de la face, qui est rarement partiel, il accompagne l'embonpoint et l'obésité générale. La cure de l'obésité, qui appartient à la médecine, fait intervenir l'hygiène, le régime et des médications que seul le médecin peut formuler et diriger. L'emploi non surveillé de la médication thyroïdienne ou iodée est sujet à des inconvénients et à des dangers. La cure d'amaigrissement est suivie souvent de l'apparition de rides; il est bon d'en être prévenu.

L'usage de préparations astringentes dessèche la peau et la congestionne : il ne faut en user ni trop ni trop longtemps.

Traitement mécanique. — Lotions et pulvérisations astringentes, douches locales, compresses, électrisation, massage. Le massage à la vaseline iodée peut entraîner des érythèmes et de la pigmentation.

Traitement médical local. — Il ne donne que des résultats très relatifs, de plus est irritant.

Solution.

Acétate de plomb.................. }	āā	2 grammes.
Sulfate de zinc.................. }		
Bichlorure de mercure...........		$0^{gr},50$
Teinture de benjoin..............		15 grammes.
Eau de rose....................		300 —

En lotions deux fois par jour ou applications d'une heure à deu le soir (irritant).

Pommade.

Sous-nitrate de bismuth..........)	āā	3 grammes.
Poudre de chêne................ }		
Poudre de noix de galle ....)		
Sulfate d'alumine potassique.....		5 —
Oxyde de zinc..................		—
.xonge.......		—

OREILLES. — Les soins à donner aux affections de l'oreille seront traités dans le troisième et quatrième fascicules (Voy. eczéma, furoncle, lupus et tuberculose). L'existence de bouchons de cérumen (sécrétion des glandes du conduit) et d'écoulements provoque la production d'érythème ou d'eczéma sur la peau du voisinage ; il est indispensable, dans les cas de ce genre, de prendre l'avis d'un otologiste.

Pour désobstruer les oreilles, y verser de l'eau oxygénée boriquée à 12 volumes, tiède, la laisser dix minutes à un quart d'heure dans le conduit, puis enlever et sécher avec de la ouate et verser ensuite de l'huile de vaseline tiède ou :

Huile de vaseline.....................	20 grammes.
Teinture de benjoin.................	0^{gr},50
Résorcine...........................	0^{gr},25

Glycérine neutre....................	18 grammes.
Borate de soude.....................	5 —
Teinture de quillaya................	2 —

Pour *raffermir les oreilles* : lotions au jus de citron.

Pour *rougir* : carmin et vaseline ou fard.

Contre les gerçures.

Salol...............................	4 grammes.
Huile d'olive.......................	4 —
Huile camphrée......................	10 —
Vaseline	100 —
Menthol.............................	3 —
Baume du Pérou......................	1 —
Laudanum de Sydenham..........	X gouttes.
	(J. de B.).

PALEUR.—La paleur du visage accompagne l'anémie, la convalescence, le surmenage mondain, les veillées, les fatigues, l'état nerveux. Elle coïncide souvent avec des dilatations vasculaires et la sécheresse de la peau.

Traiter l'état général, employer les stimulants sous forme de laits virginaux et vinaigres.

Lotions d'eau et douches locales froides.

Lotion.

Jus de citron......................	Un verre.
Essence de rose,...................	V gouttes.
Eau de pluie......................	Un verre.

Eau de Cologne.................	} ãã 80 grammes.	
Eau-de-vie de lavande...........		
Essence de violette.............	10	—
Essence de vanille.............	1	—
Teinture de benjoin..	10	—

Quelques gouttes dans un peu d'eau.

PANSEMENTS. — On emploie souvent pour nettoyer la peau les applications de compresses humides (compresses bouillies dans l'eau), recouvertes de taffetas imperméable ; ces compresses, de même que les cataplasmes de fécule ou les ouataplasmes, doivent être utilisées dans les cas d'inflammation de la peau, de productions de croûtes.

Dans l'acné suppurée, dans certaines formes d'acné granuleuse couperosique : les pansements humides et les ouataplasmes sont d'excellents calmants. Leur emploi ne doit pas être prolongé, de crainte d'entraîner la macération, le ramollissement et la flaccidité de la peau (Voy. au volume de la *Pharmacologie*).

PARAFFINE. — Voy. à l'article **Nez** le mot *Paraffine.*

PARFUMS. — Les bases des parfums sont tirées des animaux, végétaux ou minéraux.

Parfums animaux. — Ils proviennent de la sécrétion des glandes de certains animaux, ce sont : l'ambre, le castoreum, la civette, le musc.

Parfums végétaux appelés encore **essences** ou **parfums naturels.** — Ils se divisent en huiles essentielles ou essences, résines et baumes. On les extrait par expression, distillation, etc., de la plupart des plantes aromatiques.

Parfums synthétiques. — Ils sont d'origine chimique. L'industrie de ces parfums a pris une importance considérable.

L'association des parfums de ces trois origines et les variétés obtenues sont telles que je ne puis les énumérer ici. Ils varient à l'infini suivant l'ingéniosité des parfumeurs, l'imagination de ceux ou celles qui les emploient. Ils sont sous forme d'extraits, d'alcoolats, de poudres, de sachets, etc.

Les parfums ont une grande influence sur l'organisme (1). Ils peuvent causer la migraine et des étourdissements. Ne pas abuser des parfums violents. Les employer modérément est sans danger. Jamais de musc pour les personnes sensibles et nerveuses, ni de benjoin pour les natures apathiques. La verveine, au contraire, est bonne pour tous. Sur les seins et la gorge, ne jamais mettre de parfums à base de : lavande, citron, benjoin, violette et rose.

Se méfier des parfums trop pénétrants, comme la tubéreuse, le lis, le jasmin, etc.

(1) Les lignes suivantes sont des remarques qu'a transmise la tradition.

Pour les personnes lymphatiques, l'usage des sachets de santé à la lavande, la menthe et le thym, etc., est, dit-on, très recommandé.

Parfum au chèvrefeuille. — Prendre en quantités égales des extraits alcooliques de roses et de tubéreuses ; mélanger dans la proportion de un quart de litre de chaque. Ajouter un verre à Bordeaux d'extrait de vanille et même quantité d'extrait de tolu. Additionner de VIII gouttes d'extrait de Néroli et IV gouttes d'extrait d'amandes. Le parfum sera aussi suave et pénétrant que la fleur elle-même (J. d. B.).

Parfum à la verveine. — Mettre un quart de litre d'alcool bien pur, moitié de cette quantité d'esprit de rose, puis environ 100 grammes d'extrait de fleurs d'orangers et autant de tubéreuse, plutôt moins que plus de chaque extrait. A ce mélange, ajouter 28 grammes d'essence de citron, 14 grammes d'essence d'écorce d'orangers et 2 grammes d'essence de verveine de l'Inde.

Parfum de Salomé.

Essence de jacinthe...................	5 grammes.
— de cassie....................	2 —
— de cinnamone................	3 —
— de santal.....................	1 —
— de musc.....................	1 —
— de narcisse....................	1 —
— d'œillet.....................	3 —
— de hêtre....................	1 —

Parfum de la femme aimée.

Infusion d'iris....................	Un demi-litre.
Baume du Pérou..................	5 grammes.
Essence de lavande..............	25 —

GASTOU. — Formulaire cosmétique.   12

Essence de rose.................... 2 grammes.
Teinture d'ambre................... 2   —
Infusion d'héliotrope.............. Un demi-litre.

Bouquet de la Sultane.

Essence de rose.... .... 5 grammes.
    —   de tubéreuse 1   —
    —   de cédrat.................. 10   —
    —   de girofle................. 2   —
    —   de vanille................. 1   —
    —   de cassie................... 1   —

Parfum des Mousmées.

Essence de réséda .... 5 grammes.
    —   de magnolia................ 3   —
    —   d'œillet..................... 5   —
    —   de myrte.................... 3   —
    —   de Patchouli................ 2   —
    —   de Syringa.................. 1   —
    —   de Rhodes................... 1   —

Bouquet de la belle Paule.

Essence d'iris...................... 10 grammes.
    —   de rose..................... 5   —
    —   de violette................. 10   —
    —   de verveine................. 5   —
    —   de jasmin................... 10   —
Teinture de tolu.................... 15   —

Parfum de la reine Margot.

Essence de marjolaine.............. 2 grammes.
    —   de sauge.................... 1   —
    —   de néroli................... 3   —
    —   de jonquille................ 5   —
    —   de musc..................... 1   —
    —   de jasmin................... 3   —
    —   de romarin.................. 1   —

Extrait des Houris.

Teinture d'ambre..................... 5 grammes.
Essence de bergamote.............. 10   —
   — de géranium................. 5   —
   — de rose..................... 1   —
   — de jasmin.................. 1   —

Parfum hindou.

Essence de cèdre.................... 10 grammes.
   — de nard..................... 10   —
Teinture de benjoin 5   —
   — de giroflée................. 1   —
   — de néroli................... 1   —
   — de rose..................... 1   —
   — d'ambre.................... 5   —

Bouquet des Croisès.

Essence de marjolaine................ 2 grammes.
   — de lavande.................. 5   —
   — de romarin.................. 3   —
   — de thym 2   —
   — de serpolet................. 2   —
   — de basilic.................. 2   —
   — d'hysope 2   —
Teinture d'ambrette................. 5   —

Parfum des Druidesses.

Essence d'ambre..................... 10 grammes.
Poudre d'ambroisie.................. 10   —
Huile de genièvre................... 1   —
Essence de santal................... 2   —
Teinture de lavande................. 50   —
Essence de romarin.................. 5   —
Teinture de castoreum............... 6   —

Parfum de la Favorite.

Essence de rose	10 grammes.
— d'acacia	5 —
— de jonquille	3 —
— de bergamote	8 —
— de néroli	2 —
— de vanille	1 —
— de jasmin	5 —

Eau athénienne.

Alcool à 90°	500 grammes.
Essence de bergamote	10 —
— de citron	7 —
— de néroli	7 —
— de girofle	1 —
— de géranium rosat	3 —

S'emploie pour le visage.

(De Lusi).

Pour le mouchoir.

Esprit de rose	56 centilitres.
Extrait de néroli	28 —
— de cassie	28 —
— d'ambre gris	14 —
— de vétiver	14 —
— de vanille	14 —
Essence de lavande	14 —

(De Lusi).

Parfum de Sylvie.

Extrait alcoolisé de vanille	28 centilitres.
— — de rose (pommade)	14 —
— — de néroli	52 —
— d'ambre	28 —
Huile essentielle d'amande	V gouttes.
Esprit-de-vin rectifié	56 centilitres.
Essence de cèdre	28 —
Esprit de rose triple	14 —

(De Lusi).

Bouquet de la Camargo.

Extrait de cassie...................... 5 grammes.
   — de géranium..... 5   —
   — de tubéreuse................... 3   —
   — de rose..................:..... 2   —

Eau des mille-fleurs.

Esprit de rose triple .... 56 centilitres.
   — de rose (pommade)............ 28   —
   — de tubéreuse................. 28   —
   — de jasmin................... 28   —
   — de cassie................... 28   —
   — de violette................. 28   —
Teinture de cèdre.................... 14   —
   — de vanille.................. 56   —
   — de musc.................... 56   —
   — d'ambre gris............... 56   —
Essence d'amande.................... X gouttes.
   — de girofle................. X   —
   — de néroli.................. X   —
   — de bergamote............... 28 centilitres.

Laisser macérer deux semaines et filtrer.

(De Lusi).

Extrait artificiel d'œillet.

Esprit de rose................... 28 centilitres.
   — de fleurs d'oranger. ..... 14 centimètres cubes.
   — d'acacia 14   —   —
   — de vanille .... 36 grammes.
Essence de girofle............. X gouttes.

Pour le mouchoir.

(De Lusi).

Autre formule.

Extrait de tubéreuse............... 171 centilitres
   — de jonquille............... 113   —
   — de styrax................. 14   —
   — de tolu.................. 14   —

(De Lusi).

Recette de l'autre siècle (exquise).

Essence de bergamote..................	10 grammes.
— de cédrat....................	3 —
— de citron....................	5 —
— d'orange....................	10 —
— de romarin..................	1 —
Teinture d'ambre....................	5 —
— de benjoin..................	5 —
Alcool à 90°..:	1 litre.
	(Staffe).

Iris de Florence pulvérisé...........	750 grammes.
Bois de rose......................	165 —
Calamus........................	250 —
Santal citrin......................	125 —
Benjoin..........................	155 —
Clous de girofle....................	15 —
Cannelle........................	31 —
	(Staffe).

Poudres parfumées.

Feuilles de roses séchées ou racine d'iris pulvérisée.................	1 500 grammes.
Pelure de bergamote en poudre....	250 —
Clous de girofle et cannelle........	150 —
Fleurs d'oranger et grappes d'acacia séchées (de chaque).........	250 —
Poudre d'amidon..................	1 500 —
	(Staffe).

Poudre d'iris......................	500 grammes.
— de lavande	50 —
— de benjoin..................	25 —
— de santal citrin............ .	25 —
— d'écorce d'orange............	25 —
— de fèvres Tonka............	10 —
— de girofle..................	10 —
— de cannelle................	10 —

Pour mêler, il n'est pas nécessaire que les poudres soient très fines. Si on ne les trouvait pas dans le commerce, on pourrait les broyer soi-même.

Ces poudres peuvent servir à confectionner des sachets odorants pour le linge.

PAPIERS. — Préparés de différentes façons, ils constituent : 1° les papiers parfumés, que l'on met avec le papier à lettre ou pour remplacer les sachets ; 2° les poudres de riz en cahiers pour remplacer les crépons, 3° les savons en feuilles ; 4° les papiers antiseptiques ; 5° les papiers désodorants. Toutes ces préparations se font en enduisant le papier du parfum par vaporisation ou immersion.

PATES. — Les pâtes sont plus utilisées, surtout la pâte d'amandes, pour les mains que pour le visage.

Formules de pâte d'amande.

Amandes douces pulvérisées......	1 000 grammes.
Farine de riz	100 —
Iris de Provence...................	100 —
Acajou pulvérisé..................	$\widetilde{aa}$ 20 —
Savon en poudre..................	
Essence de rose..................	Q. S.

(Bouchardat).

Pâtes cosmétiques.

Amidon...........................	30 grammes.
Vaseline..........................	60 —
Beurre de cacao...................	15 —
Oxyde de zinc.....................	5 —
Cire blanche......................	1 —
Colorer et parfumer.	(Cavalhies).

Amandes...........................	1 000 grammes.
Farine de riz.....................	$\widetilde{aa}$ 200 —
Iris pulvérisé....................	
Benjoin...........................	$\widetilde{aa}$ 50 —
Sel de tartre.....................	
Essence de Rhodes.................	$\widetilde{aa}$ 2 —
— de rose.....................	

(Labonne).

Pâte médicamenteuse.

Bol rouge..........................	0gr,34
Glycérine..........................	XX gouttes.
Solution éosine....................	VII —
Pâte de zinc......................	40 grammes.

Peut servir de fard pour les visages irritables.

PIGMENTATIONS. — Voy. **Taches.**

PIQURES D'ANIMAUX, D'INSECTES, DE PLANTES.
— Produisent des accidents locaux et généraux, en
particulier des abcès, des phlegmons, des maux blancs,
des panaris, une maladie à suppurations multiples provoquée par un champignon et appelée sporotrichose.

Pour les piqûres de plantes. — Lotions et pulvérisations chaudes, compresses humides, astringentes
(eau blanche, alcool camphré, teinture d'arnica : plus
ou moins étendus d'eau) ; puis pommades, onguents,
crèmes, poudres suivant les accidents consécutifs.

Pour les piqûres venimeuses (animaux ou insectes).
— Traiter suivant la cause (Voy. **Morsures**).

Dès la piqûre, enlever le corps étranger (dard,
aiguillon) ; toucher avec acide phénique ou ammoniaque
purs, avec teinture d'iode ; appliquer ventouse scarifiée,
compresses et lotions résolutives, onguents. Injection
de sérum antivenimeux, en cas de piqûres de serpents.

Badigeonnages.

Teinture d'iode...	)	
— d'arnica................	} āā P. E.	
Alcool camphré...............	)	

(Brocq).

Employer le **Baume du Commandeur** (Voy. p. 126).

Mixture stimulante.

Huile d'olive	20 grammes.
Onguent styrax	25 —
Baume du Pérou	5 —

(Lyon et Loiseau).

PITYRIASIS. — Voy. **Dartres.**

PLAIES. — Les plaies du visage doivent être lavées de suite à l'eau bouillie pure ou coupée d'alcool camphré (une cuillerée à soupe pour une tasse à thé); à l'eau oxygénée à 12 volumes, coupée de moitié d'eau bouillie. On peut toucher de suite les coupures ou petites plaies avec de la teinture d'iode.

Si la plaie est tant soit peu importante, voir de suite le médecin, qui sera souvent obligé de la recoudre sur-le-champ. Se méfier des plaies souillées de terre, anfractueuses, machées, qui, en dehors de suppuration ou d'érysipèle, peuvent entraîner le *tétanos*.

Poudres pour plaies.

Iodoforme	2 grammes.
Tanin	4 —
Quinquina	4 —
Benjoin	1 gramme.
Aristol	5 —
Quinquina jaune	15 —
Carbonate de magnésie	10 —

(Gastou et Guillot).

Liniment.

Huile de camomille camphrée	10 grammes,
Onguent styrax	4 —
Baume du Pérou	1 —
Ichtyol	2 —
Carbonate de magnésie	5 —
Teinture de quillaya	XX goutes.

(Gastou et Guillot).

POILS. — Les poils sur le visage présentent deux variétés : duvets fins et clairs, poils rudes et noirs ; ces derniers résistent davantage à l'emploi des préparations épilatoires ou dépilatoires.

La destruction des poils se fait : à la pince (épilation), par l'électricité (électrolyse), par les rayons X (radio-thérapie).

Je ne m'occupe ici que des dépilatoires, dont l'emploi ne donne le plus souvent qu'un effet passager et qui, de plus, sont très irritants pour la peau.

On emploie également des préparations destinées à masquer les poils en les blanchissant, en particulier l'eau oxygénée à 12 volumes, en lotions ou en :

Pommades.

Eau oxygénée à 12 volumes......	}
Lanoline.........................	ãã 10 grammes.
Vaseline........................	20 —
	(Lefébvre).

Lanoline........................	
Onguent simple.................	ãã 10 grammes.
Chlorure de calcium liquide......	
Eau oxygénée à 12 volumes.......	
Soufre précipité.................	4 —
	(Monin).

Préparations destinées à faire tomber les poils. — Ces préparations sont à base de sulfures alcalins (potassium, sodium), de sulfures alcalino-terreux (calcium, baryum, strontium), de sulfures d'arsenic (orpiment ou réalgar) incorporés à des poudres inertes. Pour l'emploi on les délaye dans l'eau à consistance de pâte, ou on les mélange à des glycérolés d'amidon, d'oxyde de zinc.

Il faut rejeter les dépilatoires à base d'arsenic et utiliser ceux à base de : sulfhydrate de chaux, de monosulfure de sodium et de sulfure de baryum.

L'application des dépilatoires doit être prudente. — Il faut procéder ainsi : tâter la sensibilité de la peau en agissant sur des parties velues des membres ; s'il ne se produit pas d'irritation trop vive, on pourra l'appliquer également sur le visage. Faire suivre l'application de lotions et pommades calmantes et adoucissantes.

Le dépilatoire est toujours appliqué sous forme pâteuse. On laisse deux à trois minutes en place. On essuie, on lave, on poudre avec une poudre inerte, ou on panse avec un glycérolé, crème ou pommade. Les poils doivent venir au lavage. Une seule application doit suffire.

Dépilatoires.

Chaux vive......................	} ãã 10 grammes.
Glycérolé d'amidon....,.........	
Sulfhydrate de soude............	} ãã 3 —
Oxyde de zinc...................	
Eau de rose....................	Q. S. pour consistance pâteuse.

Chaux vive.....................	8 grammes.	
Sulfure de sodium..............	3	—
Oxyde de zinc.................	2	—
Glycérolé d'amidon............	10	—

Ajouter de l'eau de rose, pour faire une pâte, au moment de l'emploi.

Mixtures dépilatoires.

Essence de térébenthine	XX gouttes.
Huile de ricin.....................	2 grammes.
Alcool..........	10 —
Iode.............................	0ᵍʳ,75
Collodion........................	30 grammes.

ou :

Teinture d'iode...................	3 grammes.
Essence térébenthine..............	6 —
Huile de ricin	4 —
Alcool...........................	48 —
Collodion........................	100 —

Badigeonner, trois ou quatre jours de suite, la surface velue ; tous les poils restent adhérents en enlevant la croûte collodionnée qui est formée.

Bien entendu, on ne lavera les endroits badigeonnés que lorsque la petite opération sera terminée.

Dépilatoires divers.

Chaux vive pulvérisée..............	1 gramme.
Vaseline..........................	12 —

Chaux vive.......................	115 grammes.
Iris en poudre...................	15 —

Ajouter eau de rose pour pâte au moment de l'emploi.

(De Tramar).

Lanoline.......................	}	ãã 5 grammes.
Eau de rose....................	}	
Sulfure de baryum..............	2	—
Vaseline.......................	20	—

Carbonate de soude................	10 grammes.
Chaux............................	5 —
Axonge fraîche...................	40 —

Ces deux dépilatoires s'appliquent pendant trois à quatre minutes, tels qu'ils sont formulés.

(De Staffe).

Sulfhydrate de soude............... 10 grammes.
Chaux pulvérisée................... 3 —
Amidon............................. 10 —

Pour l'emploi : délayer dans de l'eau à consistance de pâte.

(Martin).

Sulfure sulfuré de calcium (sans
  amidon)........................... 20 grammes.
Oxyde de zinc pulvérisé.......... } ãã 5 —
Amidon de blé.................... }
Glycérolé d'amidon de blé........ 10 —
Terpinéol De Laire.............. 0^{gr},50

(Cerbelaud).

Dépilatoire de Boudet au sulfure de calcium. — Ce

serait, d'après Cerbelaud, un des plus actifs. Mais il
donne des rougeurs et irrite la peau.

Préparation et emploi, d'après Cerbelaud.

Chaux récemment éteinte et bien décarbonatée.. 250 grammes.
Eau distillée.................................. 250 —

Éteindre la chaux avec quelques gouttes d'eau,
ajouter le reste d'eau jusqu'à bouillie ; faire arriver
dans le mélange (lait de chaux) un courant d'acide
sulfhydrique jusqu'à saturation (la masse prend alors
une teinte verdâtre).

Pour l'employer, agiter, ajouter un poids égal de
poudre d'amidon de blé.

Étaler avec le doigt une mince couche de 1 à 2 mil-
limètres sur la partie à épiler. Effet en deux ou trois
minutes. Laver à l'eau tiède, et poudrer à l'amidon ou
oxyde de zinc. Lorsqu'on dépile des lèvres, appliquer
des tampons d'ouate dans le nez pour éviter de
respirer les vapeurs d'acide sulfhydrique.

POMMADES. — Les bases de pommades sont des corps gras d'origine variable. On utilise de plus en plus, pour la préparation des pommades, au lieu et place des cérats et des saindoux, des huiles végétales et minérales, le blanc de baleine, le stéarate de chaux.

Bases de pommades.
Cold-cream.

Blanc de baleine....................	60 grammes.
Cire blanche........................	30 —
Huile d'amandes douces.............	215 —
Eau de rose.........................	60 —
Teinture de benjoin.................	15 —
Huile volatile de rose..............	X gouttes.

(Lyon et Loiseau).

Pommade de concombre.

Benjoin...........................	5 grammes.
Axonge pure.......................	1 000 —
Suif de veau......................	250 —
Suc de concombre..................	50 —

Pommade au beurre de cacao.

Beurre de cacao...................	} āā 15 grammes.
Cire vierge.......................	
Huile d'amandes douces...........	125 —

Pommade au liniment oléo-calcaire.

Liniment oléo-calcaire..............	20 grammes.
Oxyde de zinc......................	5 —
Lanoline...........................	5 —

Pommade à l'axonge.

Axonge ou panne de porc...........	500 grammes.
Graisse de veau..................	300 —
Baume du Pérou dissous dans l'alcool.	1 —
Eau de rose double...............	5 —

Est quelquefois utile et bien supportée pour les peaux congestives irritables, les acnés séborrhéiques et granuleuses.

(Paquot).

POUDRES. — Dans le volume *Hygiène du visage*, j'ai montré l'inconvénient des poudres. Elles ne devraient jamais être employées, surtout sur les peaux sèches, qu'après enduit préalable de crème. La meilleure poudre est la fleur de riz pulvérisée et parfumée. Les poudres doivent remplir des conditions multiples dans leur composition. Le type de composition des **Poudres de riz** est le suivant :

Poudre d'amidon de riz.	500 grammes,	comme base.
Sous-nitrate de bismuth.	50 —	comme absorbant.
Magnésie décarbonatée.	50 —	pour donner la légèreté.
Laque carminée........	50 —	pour colorer.
Essence de rose........	2 —	pour parfumer.
Talc...................	50 —	pour faire adhérer.

Formules de poudres.

Poudre d'iris	10 grammes.
— de riz.......	30 —
Glycérine neutre.................	XX gouttes.
Essence de violette..............	V —

La glycérine augmente l'adhérence.

<hr>

Amidon........................	200 grammes.
Albâtre.......................	500 —
Essence de géranium...........	15 —

<hr>

Sous-nitrate de bismuth.......... ⎫
Oxyde de zinc.................... ⎭ āā 20 grammes.

Le bismuth peut être toxique.

Fleurs d'amidon...................	500 grammes.
Carbonate de magnésie............	50 —
Blanc minéral	300 —
Poudre de talc...................	100 —

Blanc de zinc....................	500 grammes.
Carbonate de chaux précipité......	3 000 —
Poudre de stéatite...............	500 —
Amidon de blé....................	1 000 —
Essence de rose...................	39 —
Extrait de jasmin.................	30 —
Eau de fleurs d'oranger..........	30 —
Extrait de cassie.................	30 —
— de musc...................	$7^{gr},50$

(Monin).

Amidon...........................	20 grammes.
Talc de Venise...................	10 —
Sous-nitrate de bismuth...........	5 —
Essence de violette..............	V gouttes.

Amidon...........................	90 grammes.
Lycopode.........................	10 —
Parfum...........................	Q. S.

Poudre diaphane dite de Sarah-Bernhardt.

Talc de Venise................ ⎫
Fleurs de riz................. ⎭ āā 2 parties.
Blanc de zinc .... 1 —
Parfum....................... Q. S.

(Monin).

Fleurs de riz ....
Fécule.............................. } āā 200 grammes.

Carbonate de magnésie.......... 100 —
Acide borique pulvérisé .... 50 —
Iris impalpable................... 25 —
Essence de citron 0gr,50
Essence de bergamote........... 1 gramme.

Talc de Venise..................... 40 grammes.
Sous-nitrate de bismuth.......... 5 —
Amidon de riz..................... 55 —
Carbonate de magnésie..........
Craie préparée.................... } āā 10 —
Talc.............................. 25 —
Fleurs d'amidon .... 50 —
Poudre d'iris..................... 5 —

Talc.............................. 20 grammes.
Oxyde de zinc.................... 10 —
Amidon pulvérisé................. 10 —

Parfumer et colorer *ad libitum*.

Bases de poudres : 1° la caséine pulvérisée a un degré extrême, mélangée à des poudres minérales : talc, terre à foulon ; 2° carbonate de chaux, mélangé à des poudres végétales : riz pulvérisé, amidon.

(Pépin).

Corps de poudre adhérent et parfumé.

Kaolin très blanc extra-pur...... 250 grammes.
Oxyde de zinc léger............. 400 —
Amidon de riz ou de maïs........ 200 —
Carbonate de magnésie.......... 150 —
Coumarine pulvérisée ....
Musc artificiel pulvérisé......... } āā 0gr,50

(Cerbelaud).

Poudre de riz Rachel.

Musc artificiel en gros cristaux...... 0gr,50
Coumarine cristallisée .... 4 grammes.
Héliotropine...................... 3 —
Vanilline......................... 3 —

Gastou. — Formulaire cosmétique. 13

Essence de bergamote.	6	grammes.
Essence de roses d'Orient	0^{gr},25	
Néroli synthétique	0^{gr},25	
Ionone pure ou violettal, ou irisol	1	gramme.
Extrait d'Ylang-Ylang	5	—
Extrait de jasmin	5	—
Talc de Venise ordinaire non calciné	100	—
Kaolin coloré pulvérisé	150	—
Carbonate de magnésie	50	—
Poudre de racine d'iris	400	—
Fécule de pommes de terre	100	—
Amidon de riz	200	—
Terre de Sienne pulvérisée	5	—

(Cerbelaud).

Amidon de blé	500	grammes.
Poudre de lycopode	100	—
Sous-chlorure de bismuth	100	—
Essence de géranium	4	—
— de santal	6	—

(Monin).

Poudre de riz blanche.

Musc	0^{gr},50	
Coumarine	4	grammes.
Héliotropine	3	—
Vanilline	3	—
Kaolin extra-blanc	100	—
Talc de Venise blanc	100	—
Carbonate de magnésie	200	—
Essence de bergamote	6	—
— de roses d'Orient	V	gouttes.
Ionone, violettal ou irisol	1	gramme.
Néroli	0^{gr},25	
Essence d'Ylang-Ylang manille	0^{gr},50	
Fécule de pomme de terre	100	grammes.
Amidon de riz	400	—
Oxyde de zinc pulvérisé	100	—

(Cerbelaud).

Veloutine fine pour visages délicats.

Poudre de talc de Venise........ } ãã 20 grammes.
   — de lycopode............. }
   — de tanin (procédé Pelouze). } ãã 5   —
Acide borique porphyrisé........ }
Essence de Patchouly.......... Q. S. pour parfumer.
                                (Vaucaire).

PULVÉRISATIONS (Voy. **Hygiène** et **Cosmétique**). — Les pulvérisations de vapeurs sont un excellent moyen de nettoyage et de décongestion du visage.

Les pulvérisations avec un pulvérisateur à main ne

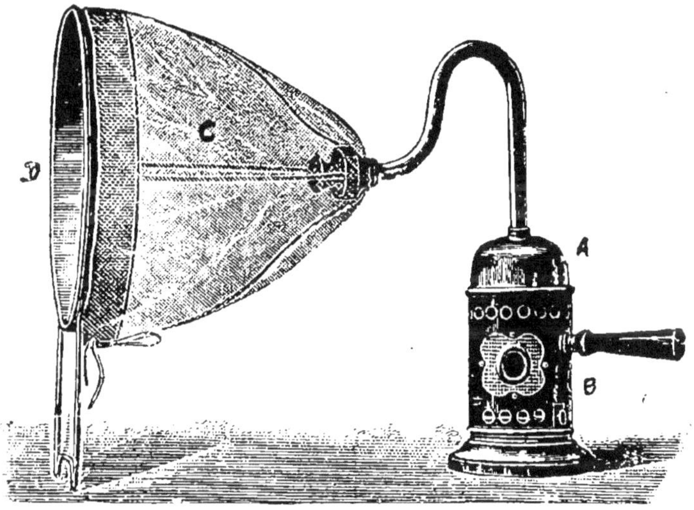

Fig. 39. — Système Bressy pour pulvérisation du visage.

A, chaudière ; B, lampe ; C, treillis pour diriger le liquide pulvérisé D, orifice où l'on met le visage.

servent que pour répandre sur le visage un liquide odorant ou rafraîchir la peau, tandis que les pulvérisations de vapeurs sont seules actives au point de vue cosmétique et curatif.

Ces pulvérisations se font avec des appareils spéciaux (Voy. fig. 39 et 40).

On fait bouillir de l'eau dans la petite chaudière ronde A, tandis que le liquide à pulvériser est dans le verre B', où plonge un caoutchouc D.

On emploie pour les pulvérisations de l'eau bouillie

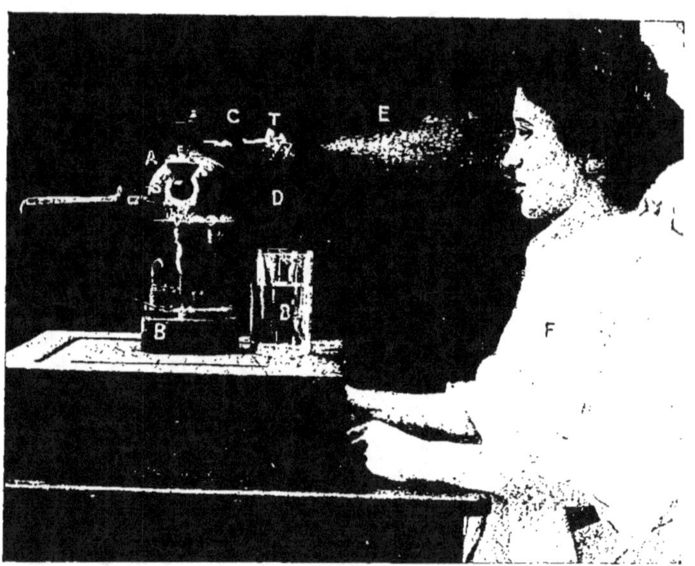

Fig. 40. — Pulvérisateur à vapeur. Figure indiquant la façon de l'employer.

A, chaudière contenant de l'eau que l'on fait bouillir à l'aide d'une lampe à alcool B. En C, manette pour diriger le jet de vapeurs qui sort en T. En D, sont figurés les tubes de caoutchouc qui plongent dans le verre B' contenant le liquide à pulvériser ou vaporiser. E indique comment doit être le jet de vapeur, avant de mettre le visage devant l'appareil et afin d'éviter les brûlures qui se produiraient par l'arrivée d'un brusque jet.

simple, des eaux adoucissantes, des mélanges variés.

Il faut attendre que la vaporisation soit bien en nuages pour mettre le visage devant le pulvérisateur à une distance de 20 à 30 centimètres.

Il faut toujours attendre qu'il n'y ait plus de jet pour s'approcher.

Il est nécessaire de se protéger le cou et la poitrine avec un petit tablier de toile cirée et quelquefois les yeux avec des lunettes ou un bandeau.

La pulvérisation se fait une à deux fois par jour et dure quinze à vingt minutes. Elle est d'un très bon effet après l'application des masques, quelquefois après le massage (dans l'acné en particulier).

RELACHEMENT DES TISSUS (Bajoues) (Voy. **Flaccidité**). — Pulvérisations, lotions, compresses astringentes, douches, électrisation : courants continus et interrompus ; massage vibratoire, massage simple.

Utiliser les alcoolats, vinaigres et laits virginaux.

Lait.............................. ⎫
Eau-de-vie de grains.............. ⎭ ãã P. E.

Humecter le visage tous les huit jours après la toilette du soir.

Alcool........................ ... ⎫
Vinaigre fort..................... ⎬ ãã 30 grammes.
Benjoin (teinture)................ ⎭

Laisser macérer quinze jours, filtrer ; mettre X gouttes dans un verre d'eau en lotion.

Après l'action des astringents, modérer l'irritation par des crèmes calmantes si la peau est congestionnée ; par des corps gras si la peau est sèche ; par des poudres si elle est grasse ou humide.

RASOIR (FEUX DU). — Voy. **Barbe** et **Menton**.

L'emploi du rasoir donne souvent lieu à des dartres et quelquefois à des inflammations des poils : folliculites, très rebelles (fig. 41).

RÉSINES ET BAUMES. — Les résines et baumes naturels très employés autrefois sont utilisés à nouveau.

Les résines sont les produits d'oxydation des baumes naturels, sucs naturels de certains végétaux qui contiennent, en dehors d'acides benzoïque et cinnamique,

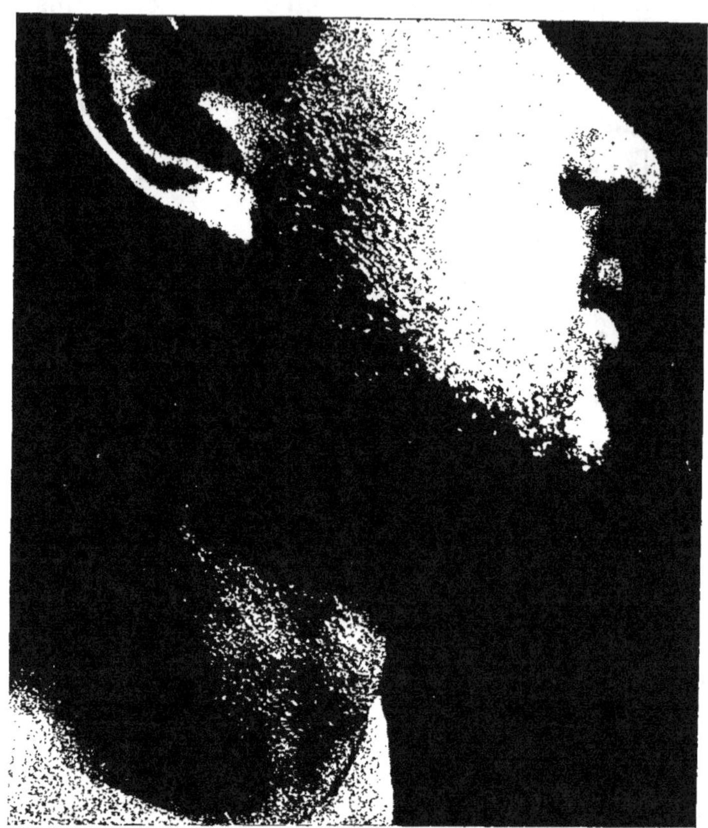

Fig. 41. — Feux du rasoir et folliculites. — Action d'un rasoir non stérilisé, de blaireau ou savon irritant, ayant produit une suppuration des enveloppes ou gaines des poils de la barbe.

des huiles essentielles d'où on extrait les parfums.

Les résines et baumes ont des propriétés toniques, resserrent les tissus et sont antiseptiques, mais à la longue irritants. Ils entrent dans la composition des emplâtres, lait, lotions, vinaigres (Voy. ces mots).

Lait virginal.

Teinture de benjoin...............	10 grammes.
Eau de rose.....................	100 —
	(Piesse).

Baume du Pérou.................	5 grammes.
Mixture oléo-balsamique.........	
Eau de Cologne.................	ãã 30 —
	(Rust).

Amandes douces.................	30 grammes.
— amères.................	10 —
Baum du Pérou.................	
Miel blanc.....................	ãã 5 —

Teinture de benjoin.............	7 grammes.
Eau de fleurs de sureau.........	250 —

Teinture de baume de tolu	3 grammes.
Eau de rose....................	300 —
	(Hirzel).

Eau de princesse.

Teinture de benjoin.............	4 grammes.
Carbonate de potasse...........	
Alcool camphré.................	ãã 1 —
Eau de Cologne.................	250 —
Teinture d'ambre musqué........	0gr,25

Benjoin........................	20 grammes.
Savon domestique...............	50 —
Borax..........................	
Carbonate de soude.............	ãã 10 —
Racine d'iris de Florence	
Talc de Venise.................	ãã 50 —
Huile de bergamote.............	2gr,50

RIDES. — Les rides dues à l'âge et survenues après quarante ans sont généralement indestructibles et irrémédiables ; vouloir les masquer par le maquillage, c'est se condamner à user de ce moyen indéfiniment, à s'abîmer la peau et à les augmenter.

Les rides accidentelles sont dues : 1° à la qualité de la peau, à sa minceur, à sa sécheresse ; 2° à l'amaigrissement, aux variations de température ; 3° aux émotions, chagrins et passions. Les rides sont plus fréquentes chez les nerveuses (Voy. **Hygiène du visage**).

Les rides peuvent être retardées par des soins préventifs ; atténuées, mais rarement guéries par des soins correctifs.

Soins préventifs. —Combattre l'amaigrissement et la sécheresse de la peau. User d'eau tiède le soir, d'eau froide le matin.

Faire suivre la toilette du soir d'une pulvérisation d'eau excitante, de compresses de même genre ou de crèmes dont on fait un massage avec friction (seulement si les autres moyens ne suffisent pas) (Voy. **Crème astringente**).

Le matin : lotions alcoolisées, vinaigrées, à l'alun, au borax, au tanin ; passer ensuite un peu de crème si la peau est sèche.

Lola-Montez conseillait des ablutions fréquentes froides, suivies d'une friction prolongée avec une serviette sèche.

En compresses.

Eau de rose	200 grammes.
Lait d'amande épais	50 —
Sulfate d'alumine	4 —

Sulfate d'alumine..... .... 4 grammes.
Eau de laurier-cerise............. —
Eau distillée de rose............. —
Glycérine neutre................. —
Extrait de violette.. .... V gouttes.

___

Eau............................ 1 litre.
Borax......................... 25 grammes.
Alcool de vin..................... 130 —

En pulvérisations.

Eau de fleurs d'oranger..........)
Teinture de quillaya............. } āā 20 grammes.
Vinaigre salicylé...............)

Une cuillerée à dessert pour un verre d'eau bouillie. En pulvé-risations.

___

Lotions.

Orge perlé....................... 100 grammes.
Eau distillée.................... 250 —
Teinture de benjoin... .... 20 —
Ambre........................... 1 —

___

Eau de rose...................... 100 grammes.
Teinture de benjoin.............. 10 —
Sulfate d'alumine................ 5 —

___

Pommades.

Eau de rose...................... 15 grammes.
Suc d'oignon de lis blanc........... 60 —
Miel de Narbonne................. 60 —
Cire blanche fondue............... 30 —

Appliquer le soir.

Mélanges astringents.

Teinture de benjoin..................	10 grammes.
Fleurs de lavande fraîches et émondées.	2 kilos.
Axonge	2 —
Cire blanche........................	200 grammes.
Borax en poudre....................	15 —

En pommade le soir.

———

Alcool............................	12 grammes.
Benjoin........................... { āā 2 —
Storax............................
Baume de Judée..................	V gouttes.

IV à VI gouttes dans demi-verre d'eau. Laisser sécher pour la nuit, le lendemain eau fraîche.

———

Alcool............................ { āā 15 grammes.
Blanc d'œuf.......................

En compresses.

———

Alun.............................. { āā 12 à 24 grammes.
Tanin.............................
Glycérolé d'amidon..............	100 —

———

Huile d'amandes douces	100 grammes.
Eau de rose.......................	30 —
Blanc de baleine..................	25 —
Teinture de benjoin	10 —
Alun pulvérisé....................	5 —

Chez les personnes maigres, pulvérisations et ensuite onctions comme suit, d'après Monin :

Pulvérisations.

Infusion de grande consoude..... { āā 100 grammes.
Glycérine........................

Onctions.

Huile de ricin....................	30 grammes.
Cire blanche..	
Paraffine................, ...	ãã 5 —
Spermaceti........	
Acide salicylique...	2 —
Essence d'amandes amères.......	XV gouttes.

Traitement correctif. — Il n'existe pas de traitement curatif ; on cache les rides, on ne les efface pas.

Les pulvérisations, les lotions, le massage et l'électricité sont parmi les meilleurs moyens correctifs des rides. Le maquillage les augmente ; l'émaillage est un non-sens et un danger.

Recette de toilette (J. de B.).

Eau froide le matin en ablutions prolongées et abondantes ; enduire le visage ensuite avec :

Miel clair et transparent...............	100 grammes.
Jus de citron...	Un citron.

Garder un quart d'heure, laver ensuite à l'eau froide (à continuer quinze jours).

Employer le jus de citron en onction. Pas de glycérine qui dessèche.

Massages matin et soir, suivis d'applications pendant une demi-heure à une heure de compresses d'eau très chaude, pure ou additionnée de : 2 à 10 p. 100 de borax, d'alun, de tanin, de vinaigre de Pennès, $0^{gr},25$ centigr. de formol du commerce (à employer avec prudence). Il faut égoutter avec soins les compresses.

Bandeau de toile neuve trempée dans :

Alcool à 90°...................... } āā 15 grammes.
Blanc d'œuf......................

Appliquer le soir au coucher.

(Debay).

On a préconisé le beurre frais mélangé avec de l'eau de rose.

LOTIONS ANTI-RIDES.

Infusion de pelures de coings dans de l'eau-de-vie.

Poudre de graines de citrouille ... }
—   —   de melon...... } āā 50 grammes.
—   —   de concombre..)

Ajouter de la crème épaisse et diluer avec du lait parfumé de quelques gouttes de teinture de benjoin.

Eau de rose........................ 200 grammes.
Lait d'amande épais................ 50   —
Sulfate d'alumine.................. 4   —

(Monin).

Alcool..... .... 12 grammes.
Benjoin........................... } āā 2   —
Storax............................)
Baume de Judée................... V gouttes.

En mettre IV à VI gouttes dans un demi-verre d'eau pour faire un lait virginal. Lotionner et laisser sécher.

Lotions pour peau grasse.

Eau de rose double.............. 250 grammes.
Teinture de benjoin.............)
Baume de La Mecque............ } āā 15   —
Baume du Pérou.................)
Borax........................... 5   —

Teinture de benjoin................. 15 grammes.
Bouillon de veau sans herbes ni sel... 30 —

Mêler, imbiber des compresses.

Vinaigre aromatique................. 90 grammes.
Teinture de benjoin................. 60 —
Glycérine neutre................. 15 —
Résorcine..................... 3 —
Acide salicylique................. 2 —
·Essence de verveine................ 1 —

Une cuillerée à café dans un demi-verre d'eau. En pulvérisations chaudes dix minutes tous les matins.

(Monin).

Alcool..................... 350 grammes.
Benjoin pulvérisé................)
Encens..................... } ãã 2 —
Gomme arabique................)
Oignons pulvérisés............. } ãã 3 —
Amandes douces pulvérisées...... }
Giroflée pulvérisée.... .... } ãã 1 —
Muscade pulvérisée ....)
Eau de rose..................... 45 —

Réduire à moitié par distillation.

Pommades et crémes
à appliquer avec ou sans massage préalable.

Flaccidité de la peau. — Pommade tonique.

Soufre précipité..................... 3grammes.
Quinquina pulvérisé................. 2 —
Tanin.... .... 1 —
Glycérine .... 5 —
Lanoline..................... 10 —
Huile de vaseline..................... Q. S.

Teinture de benjoin................ 5 grammes.
Fleurs de lavandes fraîches........ 1 000 —
Axonge..................... 1 000 —
Cire blanche..:................. 100 —
Borax en poudre................. 8 —

Suc d'oignons de lis blancs.. . ... .. 60 grammes.
Miel de Narbonne................... 60 —
Cire blanche...................... 30 —

Cire blanche..... .... }
Blanc de baleine............... } ãã 4 grammes.
Eau de rose................... 15 —
Teinture de baume de tolu. ...... 4 —

A mettre le soir.

Sulfate d'alumine.............. }
— de zinc.................. } ãã 1 gramme.
Cérat............................. 15 —

Peaux grasses.

Borate de soude.. .... 1 gramme.
Glycérine........................ 5 —
Sulfate d'alumine................ 2 —
Lanoline......................... 20 —

Pour la patte d'oie.

Vaseline.................. ...... 15 grammes.
Baume de La Mecque. .... 5 —
Alun pur...................... 1^{gr},50
Tanin pur.. .... 0^{gr},50
Lanoline....................... }
Eau de rose.... .... } ãã 1 gramme.

(J. de B.).

Lanoline très pure .... }
Vaseline....................... } ãã 50 grammes.
Fécule de pommes de terre . .... 25 —
Biborate de soude............. 10 —
Huile d'amandes douces.. .... 30 —
Teinture de musc.............. XX gouttes.
Essence de citron............. XV —
— de géranium rosat....... XV —

Extrait sec de ratanhia............   2 grammes.
Poudre d'écorces de grenade.....   5   —
Sulfate de zinc.............   2   —
Borax...... .... } ãã 1   —
Acide citrique......... ....
Lanoline.......................   40   —

Glycérine pure............ ... .   20 grammes.
Lanoline....................   15   —
Ichtyocolle.............   5   —
Extrait de ratanhia.   4   —
Baume du Pérou...   2   —
Amidon de riz... ....   Q. S. pour pâte.
                                                   (Monin).

Acide oléique............. .... } ãã 15 grammes.
Vaseline.................... ...
Borate de soude.................   0ᵍʳ,50
Oxyde de zinc...................   1   —
Teinture de benjoin.............   XV gouttes.

Iodure de sodium ou de potassium.   1 gramme.
Sulfate de zinc............. } ãã 1   —
Sulfate d'alumine................
Baume de La Mecque............)
Vaseline. .... } ãã 15   —
Lanoline......................)

On peut remplacer le baume de La Mecque par le baume du Pérou,
et ajouter de l'eau de rose.

Tanin.......................... ..   1 gramme.
Sulfate de zinc.................. } ãã 1ᵍʳ,25
Sulfate d'alumine... ....
Baume de La Mecque...........   0ᵍʳ,40
Lanoline................... .... } ãã 15 grammes.
Beurre de cacao. ....

Pommade de concombre ....   30 grammes.
Savon amygdalin...............   5   —
Glycérine........   70   —
Borax fondu dans la glycérine...   10   —
Eau simple ou de rose........ ...   Q. S. p. 500 grammes.

Alun........................ ⎫
Tanin....................... ⎬ āā 20 grammes.
Glycérolé d'amidon .... ⎭ 120   —

Cire vierge.................... ⎫
Gomme arabique............... ⎪
Eau de rose................... ⎬ āā 15 grammes.
Glycérine.................... ⎪
Alun.................... ...... ⎭ 5   —
Résorcine......... 2   —

Pour peaux sèches.

Beurre de cacao................... 100 grammes.
Cire vierge....................... 30   —
Blanc de baleine.................. 125   —
Suc d'oignons de lis.............. 120   —
Eau de rose....................... 50   —
Huile d'amandes douces............ 120   —

Masques anti-rides.

Blanc d'œuf..................... 3 à 12 grammes.
Huile d'olive ou de chènevis..... 20   —
Eau de rose ou de laurier-cerise.. 15 à 20   —
Alun............................. 10   —

(De Lusi).

Agiter, étendre sur un masque de tarlatane, faire épaissir en plaçant au-dessus d'eau bouillante; appliquer tous les soirs.

Pour badigeonner.

Gomme adragante pulvérisée .... 5 grammes.
Eau de rose...................... 80   —
Glycérine pure................... 10   —
Oxyde de zinc.................... 4   —

(Monin)

Alun en poudre........ ....   1 gramme.
Miel.............................   40   —
Amidon d'orge pulvérisé...........   125   —
Blanc d'œuf.......................   N° 2.

Pour couvrir un masque de tarlatane. Le lendemain, laver le visage avec du lait d'amande ou de l'eau tiède.

Secret du moyen âge. — A pratiquer matin et soir trois jours de suite. Faire rougir une pelle; jeter dessus de la poudre de myrrhe, en recevoir la fumée au visage après s'être couvert la tête et renouveler trois fois de suite, puis chauffer à nouveau la pelle, y projeter avec un vaporisateur du vin blanc et recevoir les vapeurs.

Pommade XVe siècle. — Durcir six œufs frais, ôter le jaune, mettre à la place myrrhe et sucre candi en poudre à parties égales. Refermer les œufs et exposer sur une assiette devant le feu; il en ressortira une pâte; l'incorporer à 30 grammes de bonne graisse de porc. Enduire la peau chaque matin; laisser sécher et essuyer.

ROUGEURS. — Voy. **Acné, Congestion, Couperose, Engelures, Érythème.**

Les rougeurs du visage sont l'effet de causes multiples : en dehors des rougeurs passagères dues à des émotions chez les sujets à système nerveux sensible, les troubles circulatoires, la digestion, le froid, le chaud provoquent facilement des rougeurs réflexes. La couleur rouge habituelle de la peau tient à la structure de celle-ci et au teint.

Moyens préventifs. — Contre teint animé : pas de suralimentation, bains de pieds chauds, bas de laine, corset peu serré, lotions chaudes pures ou avec quelques gouttes de benjoin.

Laver le visage à l'eau chaude et toucher les boutons avec un pinceau trempé dans :

Soufre précipité......................	3 grammes.
Glycérine...........................	10 —
Alcool camphré	10 —
Eau..............................	15 —

Nettoyer le visage avec crème ou cold-cream.

Le soir appliquer des compresses imbibées d'une infusion refroidie obtenue avec :

Racines de saponaire................	40 grammes.
Houblon...........................	10 —
Bistorte..........................	10 —
Eau..............................	1 000 —

Début de couperose.

Poudrer avec :

Salicylate de bismuth..............	5 grammes.
Résorcine.........................	0^{gr},50
Craie préparée	20 grammes.
Amidon...........................	100 —

Lotionner avec :

Ether sulfurique...................	15 grammes.
Teinture de quillaya...............	25 —
Alcoolat de citron.................	40 —
Eau de rose.......................	45 —
Huile de noisette.................	X gouttes.

Appliquer chaque soir de la crème astringente et recouvrir avec cette poudre :

Magnésie hydratée	10 grammes.
Craie camphrée....................	12 —
Résorcine.........................	1 —
Amidon...........................	100 —

Deux fois par semaine, employer la pommade suivante :

Chlorhydrate d'adrénaline au millième.	2 grammes.
Oxyde de zinc	2 —
Talc	2 —
Lanoline	8 —
Vaseline	8 —

Le soir une couche de crème astringente et poudrer avec :

Craie camphrée	10 grammes.
Salicylate de magnésie	25 —
Bol d'arménie	0^{gr},50
Poudre d'amidon	100 grammes.

Appliquer le soir et garder une heure.

Naphtol β	10 grammes.
Oxyde de zinc	12 —
Poudre d'amidon	12 —
Vaseline jaune	35 —

Continuer plusieurs jours de suite. Le matin, appliquer solution de roses et lis pure.

Employer pour la toilette :

Eau de tilleul; fleurs de sureau (15 grammes par litre); eau de lis (oignon de lis, 120 grammes pour 500 centimètres cubes d'eau) (faire bouillir au bain-marie jusqu'à réduction à un verre); lotionner sans sécher; tiges de mouron et patience.

Lotions.

Teinture de benjoin	50 grammes.
Sous-acétate de plomb liquide	10 —
Eau	1 000 —
Joubarbe	20 —

Laisser infuser un jour à froid, puis ajouter :

Eau de rose	250 grammes.
Soufre	30 —

Sous-acétate liquide de plomb......	0^{gr},30
Bichlorure de mercure.............	0^{gr},20
Teinture de benjoin................	2 grammes.
Eau ordinaire.....	250 —

Toxique.

Tanin............................	10 grammes.
Alcool...........................	100 —
Camphre.........................	4 —
Alun.............................	10 —
Eau de rose......................	500 —

Pour éviter les **rougeurs provoquées par le froid**, enduire le visage de cold-cream, de vaseline ou lanoline, poudrer ensuite à l'amidon; voilette ; en rentrant, lotion au tanin, à l'alcool camphré, etc.

Jaune d'œuf frais : enduire le visage, laisser sécher, garder trois heures, essuyer.

Crème fraîche, lavages avec des eaux sulfureuses.

Pommades.

Onguent rosat...................	10 grammes.
Sous-borate de soude.............	4 —

Précipité blanc...................	0^{gr},50
Acide borique...................	1^{gr},50
Vaseline.........................	15 grammes.

RUGOSITÉS (Voy. **Ichtyose, Sécheresse**). — Faire des rictions après la toilette avec :

Blanc de baleine.................	100 grammes.
Axonge..........................	200 —
Huile d'amandes douces...........	300 —
Benjoin en poudre................	100 —
Gousses de vanille...............	35 —

Alcoolat de romarin...............   100 grammes.
Glycérine......................   10   —
Naphtol β......................   5   —
Essence de verveine............   1   —
                                   (Monin).

____

Tanin..........................   0^{gr},50
Eau de rose....................   100 grammes.
Glycérine neutre...............   20   —

____

Huile d'amandes douces ....   200 grammes.
Glycérine neutre...............   10   —
Teinture de benjoin............   5   —

____

Eau de fleurs d'oranger........   1 000 grammes.
Glycérine......................   50   —
Borate de soude................   10   —
Lotions trois fois par jour et poudrer.
                                   (Monin).

SAVONS. — Le savon le plus neutre est le savon de
Marseille marbré ; le savon blanc est le meilleur savon
pour la toilette. On ajoute aux savons de l'huile
d'amandes douces (pour les dartres), du suc de limons
(pour la couperose), des extraits astringents et
odorants.

Savon de corps.

Savon de suif blanc............   1 kilo
Sable blanc....................   2   —
Thym........................... ⎫
Romarin........................ ⎬ ãã 20 grammes.
Lavande........................ ⎭
                                   (J. de B.).

Savon à la glycérine.

Glycérine pure.
Savon de suif blanc. Q. S. pour saturer.
Parfum à volonté.

Savon au miel.

Huile d'amandes douces...........	250 grammes.
Miel.............................	25 —
Savon de Nice...................	10 —
Essence de bergamote............	
— d'amandes amères.......	ãã 2 —
Alcoolat de cochlearia...........	

(J. de B.).

Savon de toilette.

Savon blanc....................	200 grammes.
Borate de soude................	10 —
Essence de patchouly.....,.....	2 —
— de cédrat............,.....	
— de santal...............	ãã 1 —
— de vétiver.............	

(Monin).

Savon du visage.

Savon de Nice blanc à l'huile d'olive...	250 grammes.
Acide borique....................	25 —
Eau de rose......................	
Eau de fleurs d'oranger...........	ãã Q. S.
Parfum à volonté.	

(J. de B.).

Savon à la rose.

Savon de suif blanc................	1 kilo.
Teinture de musc..................	25 grammes.
Essence de santal.................	5 —
Essence de géranium...............	15 —
Rose aniline dissous...............	1 —

(Monin).

Savon camphré.

Pâte d'amandes amères............	60 grammes.
Teinture de benjoin saturé.........	40 —
Camphre pulvérisé,..............:...	8 —
Savon blanc de Marseille...........	500 —

(Monin).

Il serait d'une très grande importance de connaître exactement la composition du savon que l'on emploie. Étant données les matières complexes qui entrent dans la fabrication du savon, leur action sur la peau est plus ou moins irritante suivant ce qu'ils peuvent contenir comme base alcaline (potasse, soude, chaux), comme excipients huileux (huiles végétales, animales ou minérales), comme adjuvants (résines, produits animaux, végétaux ou minéraux), comme parfums. Dès qu'un savon fait rougir ou peler la peau, il y a lieu de le tenir comme suspect et de le rejeter.

Savon de toilette de ménage.

Miel jaune clair....................	} āā 300 grammes.
Savon blanc de Marseille.........	
Benjoin...........................	70 —
Styrax............................	30 —
	(Martay).

Savon blanc de Marseille.........	500 grammes.
Blanc de baleine..................	80 —
Miel jaune clair..................	80 —
Suc de citrons....................	3 citrons.
Essence de romarin...............	} āā XXX gouttes.
— de citron...............	

Préparation : râper le savon, mélanger dans un mortier de marbre, faire fondre au bain-marie et couler.

Savons liquides.

Glycérine.........................	400 grammes.
Savon vert........................	600 —

Faire dissoudre à chaud ; après refroidissement, ajouter :

Alcool........................... 50 grammes.
Essence de mélisse.............. } āā 1 —
Essence de cannelle.............

On peut remplacer le savon vert par du savon de Marseille. Bien veiller à l'odeur qui s'accentue quand le savon n'est pas très pur.

(Bayet).

Savon pur....................... } āā 1 000 grammes.
Glycérine.......................

Puis ajouter parfum et couleur. Exemple :

Essence de citron.................... 10 grammes.
—   de bergamote............... 10   —
Colorant rouge (carmin ou éosine).... 10   —

Ajouter le colorant quand le savon est retiré du feu.

Mettre le parfum en versant le savon dans les moules ou récipients destinés à le refroidir.

Savons antiseptiques.

Crème de savon de parfumeur....... 90 grammes.
Acide borique..................... 15   —

Sublimé........................ 0^{gr},60
Essence de menthe............. } āā 1 gramme
Essence de badiane.............
Glycérine neutre................ 10   —
Savon médicinal................ 50   —

Sublimé........................ 1 gramme.
Savon amygdalin................. 200   —
Huile volatile de lavande.......... Q. S. pour parfum.
Alcool à 90°..................... Q. S.

Faire dissoudre le sublimé et le savon dans de l'alcool à 90° chaud, autant seulement qu'il en est nécessaire pour dissoudre le savon. Filtrer dans un flacon à très large ouverture et conserver pour l'usage.

SÉBORRHÉE GRASSE, HUILEUSE. — Aspect gras, brillant de la face.

Cette séborrhée existe seule ou accompagne l'acné polymorphe et les comédons, tandis que la séborrhée sèche s'associe souvent avec la couperose et l'acné granuleuse. La séborrhée grasse siège surtout sur le dos, les ailes du nez, les pommettes et le front, quelquefois le menton. Si elle est très prononcée, elle donne des croûtelles et même des croûtes : séborrhée croûteuse.

Le traitement de cette affection est le même que celui de la peau grasse.

Il faut traiter l'état général ; user de lotions alcooliques, astringentes et surtout alcalines, et les faire suivre de poudrages (Voy. fasc. IV).

SÉCHERESSE DE LA PEAU. — Il ne faut pas la confondre avec la séborrhée sèche, le pityriasis, les dartres (Voy. ces mots).

La sécheresse du visage tient soit à l'absence de transpiration, soit à un vice de fonctionnement des glandes sudoripares. Elle résulte également d'irritations de la peau, par le fait du savon, du grand air, du soleil chez les personnes à peau fine (enfants ou les blondes). Elle tient quelquefois à l'anémie et à la débilité. Elle s'accompagne souvent de couperose et d'acné granuleuse.

Soins de toilette.

Après lavage à l'eau à peine tiède et essuyage avec un linge fin, lotionner alternativement :

Premier jour :

Sublimé	0gr,5u
Teinture de benjoin	15 grammes.
Eau	500 —

Deuxième jour :

Sous-acétate de plomb liquide.......	5 grammes.
Teinture de benjoin................	15 —
Eau................................	500 —

Si la peau pelait, cesser ces applications facilement irritantes.

Onctions.

Lanoline pure.

ou

Lanoline......................	} ãã 50 grammes.
Mousse de savon neutre.........	

(Monin).

Ichtyolate de zinc.................	20 grammes.
Lanoline..........................	40 —
Menthol...........................	6 —

Pour sécheresse avec démangeaisons.

Baume de La Mecque..............	X gouttes.
Sucre en poudre..................	4 grammes.
Jaune d'œuf......................	N° 1.
Eau de rose distillée..............	180 grammes.

Après application de crème, poudrer avec :

Talc de Venise....................	40 grammes.
Sous-nitrate de bismuth...........	5 —
Amidon...........................	65 —

Sur les peaux qui pèlent, appliquer pendant dix minutes la préparation suivante :

Cire blanche.....................	10 grammes.
Huile d'amandes douces...........	40 —
Eau distillée de rose.............	20 —
Eau de fleurs d'oranger..........	10 —
Lanoline.........................	2 —
Salicylate de soude...............	0^{gr},10

SUEUR. — Peau humide, transpirations (Voy. fasc. IV, **Hyperhidrose**, **Bromhidrose**).

La transpiration est rarement visible à l'état normal. Elle augmente à la suite de troubles physiques (efforts, chaleur, maladies de l'estomac, du poumon) ou psychiques (émotions, réflexes).

Pour la combattre : lotions froides, lotions astringentes suivies de poudrages (Voy. ces mots).

Lotions et applications astringentes.
Eau de Pagliari.

Benjoin........................	50 grammes.
Alun...........................	50 —
Eau............................	500 —

Alcool à 90°...................	30 grammes.
Vinaigre......................	30 —
Benjoin.......................	30 —
Saponine......................	10 —
Eau...........................	500 —
Teinture de belladone.........	10 —
Eau de Cologne................	200 —

Lotion contre la sueur odorante.

Baume du Pérou................	1 gramme.
Acide formique................	3 —
Hydrate de chloral............	5 —
Alcool absolu.................	100 —

Employer coupée trois à quatre fois et plus d'eau de crainte d'irritation. Poudrez ensuite avec :

Amidon........................	
Oxyde de zinc.................	} āā 10 grammes.
Tanin pur.....................	

Cold-Cream.

Lanoline...........................	60 grammes.
Glycérine..........................	20 —
Blanc de baleine...................	15 —
Salol.............................	1 —
Essence de rose....................	X gouttes.

(J. de B.).

Peau boutonneuse.

Cérat.............................	30 grammes.
Blanc de baleine...................	6 —
Huile d'amandes douces.............	3 —

Pommade de Ninon de Lenclos.

Huile d'amandes douces...........	
Lanoline.........................	$\overline{aa}$ 20 grammes.
Suc de joubarbe..................	
Parfum.	

Étendre, passer sur de la ouate imbibée d'eau tiède jusqu'à ce que le mélange soit fondu ; essuyer légèrement avec du linge fin.

Le lendemain lavage avec :

Eau chaude........................	500 grammes.
Benjoin...........................	1 —
Saponine à 20 p. 1 000.............	100 —

SOINS DU VISAGE. — Voy. *Hygiène du visage* et, dans ce volume, les articles : **Lotions, Savons, Teint, Toilette**.

TACHES. — Je ne mentionne que pour mémoire les **taches de vin, envies** ou **nævi**, qui seront étudiés aux tomes III et IV.

Les taches du visage sont d'aspect, de forme, d'origine multiples.

Leur coloration varie du jaune clair au brun noirâtre ; quelques-unes sont blanches ; les autres colorations sont ares ou artificielles. Les taches de coloration bruner sont : 1° lenticulaires : lentigo, taches de naissance ou éphélides, taches de rousseur, taches hépatiques ; 2° en nappes : chloasma ou masque de la grossesse, hâle provoqué par le soleil et l'air. Les taches blanches ou noires sont : 1° en plaques circulaires ou irrégulières : *vitiligo* d'origine nerveuse ; *leucodermie* d'origine syphilitique ou lépreuse ; 2° *reticulées*, en réseaux ; *syphilides* pigmentaires, siègent surtout alors au cou. Il existe également des taches blanches et noires associées : *leuco-melanodermie syphilitique.*

Il est de ces taches dont l'origine est congénitale ou de naissance : *lentigo* ; d'autres sont fréquentes chez les blondes, les rousses, sur les peaux fines sous l'influence du soleil, de l'air : *éphélides* ou *taches de rousseur.*

L'air et le soleil provoquent également une pigmentation brune spéciale de la peau : le *hâle.*

La grossesse provoque des taches spéciales : dites *chloasma* ou masque de la grossesse, fréquent chez les brunes. Les maladies du foie, des capsules surrénales, certaines maladies générales, la *syphilis*, la *lèpre*, certains médicaments : l'arsenic, les sels d'argent, provoquent également des pigmentations variées. Enfin les tatouages, rares au visage, donnent des teintes particulières.

Certaines de ces pigmentations ou taches, en particulier le *hâle* et les taches de rousseur ou (*éphélides*), peuvent être empêchées : par le port de voilettes de couleur (vertes ou bleues) ou épaisses (gaze, mousseline de soie) ; en évitant le soleil et les variations de température (ombrelles) ; ou atténuées par des précautions et applications cosmétiques préventives (graissage du visage).

Les taches qui ont leur origine à la naissance (*lentigo*) ou celles qui se développent sur les peaux fines (*éphélides*), sont des plus difficiles à faire disparaître.

Les taches blanches (*vitiligo*), tenant à une décoloration de la peau, étant le plus souvent d'origine nerveuse, on doit avoir recours aux traitements généraux et aux méthodes électriques.

Les taches de la syphilis et de la lèpre nécessitent le traitement de ces maladies.

Les taches médicamenteuses demandent pour disparaître la suppression des médicaments.

Remèdes contre les taches de rousseur en général (s'appliquant à toutes les variétés). — Je n'indiquerai dans cet article que les remèdes les moins violents.

Taches de rousseur.

Eau distillée......................	250	grammes.
Sulfate de zinc....................	2	—
Acétate de plomb..................	2	—

Lotions pendant huit jours avec :

Eau de mélilot....................	200	grammes.
Sulfate de zinc....................	2	—

Teint jaune : ablutions avec :

Eau de plantain	150	grammes.
Borax............................	10	—

Taches jaunes du visage.

Badigeonner les taches deux fois par jour à l'aide d'un petit pinceau imbibé de :

Sulfophénate de zinc..............	3	grammes.
Collodion........................	50	—
Essence de citron.................	1	—
Alcool...........................	5	—

Taches de rousseur.

Lavages avec décoction de bouillon blanc et de tilleul.

Pour avoir le teint clair.

Faire des ablutions à l'eau froide ; n'user ni de crème ni de vaseline, puis lotions tous les matins avec :

Alcoolat de mélisse.................	50 grammes.
Essence de lavande.................	5 —
— de citron	5 —

Lavages.

Au petit-lait.
Au baume de La Mecque.
A l'eau oxygénée à 10 volumes.

Teint jaune avec boutons d'acné.

Eau.............................	1 litre.
Sulfure de potasse.................	25 grammes.

En lotions.

Poudre contre le hâle.

Amidon.........................	100 grammes.
Sous-nitrate de bismuth.............	15 —

Pour donner une teinte rose, ajouter :

Laque carminée...................	5 grammes.

Pour avoir le teint clair.

Lavage une fois par mois avec un jaune d'œuf ou mieux :
Prendre du jus de citron et, avec le blanc d'œuf, composer une sorte de crème ; l'appliquer en onctions sur le visage.

———

Ou bien : Appliquer le soir et garder une heure.

Naphtol β.....................		10 grammes.
Oxyde de zinc...................		
Poudre d'amidon...............	ãã 12	—
Vaseline jaune		35 —

Puis le matin crème et poudrer par-dessus.

(J. de B.).

———

Taches de rousseur.

Éviter le grand air ; porter une voilette et faire des lotions avec :

Eau de plantain....................	260 grammes.
Sulfate de zinc.....................	2 —

Points noirs.

Lotions avec :

Eau.............................	100 grammes.
Bicarbonate de soude..............	5 —

Taches.

Compresses très chaudes de borate de soude et frictions avec :

Vaseline..........................	50 grammes.
Oxyde de zinc.....................	5 —

Contre la pigmentation.

Soufre précipité....................	20 grammes.
Acide acétique	Q. S. pour pâte molle.

En applications pendant une demi-heure, une heure (irritant).

Lotion.

Acide salicylique	4 grammes.
Alcool absolu......................	20 —

(Irritante).

Les méthodes ou cures radicales n'étant pas exemptes de danger, j'en parlerai au tome IV, à l'article *Pigmentation*. De toutes les façons, on ne doit pas oublier que le traitement des taches entraîne des irritations de la peau quelquefois très vives, quelquefois des brûlures, des cicatrices, et provoque l'apparition d'eczémas artificiels.

Onction de Mme de Maintenon.

Savon de Venise.................. Une once.
Jus de citron.................... Une demi-once.
Huile d'amandes douces .... Un quart d'once.
Huile de tartre liquéfié........... Un quart d'once.
Huile de rhodium .... III gouttes.

Faire dissoudre le savon dans le jus de citron ; ajouter les deux huiles, placer le tout au soleil jusqu'à consistance d'onguent; ajouter 'huile de rhodium. Oindre la partie rousse le soir, le lendemain aver à l'eau de rose, de sureau ou à l'eau pure.

————

Teinture d'iode.................... 1 gramme
Glycérine........................ 3   —

En badigeonnage est irritant.

(Staffe).

————

Huile de térébenthine.............. 250 grammes.
Camphre écrasé................... 7   —
Huile d'amandes douces........... 2   —
(Staffe).

————

Huile d'olive pure................. 112 grammes.
Camphre écrasé................... 28   —
(Staffe).

————

User de lait de beurre.

————

Compresses d'eau chaude avec solution d'alun à 10 à 20 p. 1 000.
(Staffe).

————

Glycérolé d'amidon................. 15 grammes.
Précipité blanc.................... 2   —
Sous-nitrate de bismuth............ 3   —
Laisser la nuit. Le matin laver avec une infusion de bouillon blanc.
(J. de B.).

————

Lotion Bouchardat.

Borate de soude................ 8 grammes.
Eau de rose..................... } āā 80 —
Eau de fleurs d'oranger......... }

Pour lotionner deux ou trois fois par jour le visage.

(J. de B.).

Vinaigre............................... \
Jus de citron.......................... |
Alcool à 90°........................... |
Huile de lavande.... .... } āā P. E.
— de rose....................... |
— de cèdre...................... |
Eau distillée....... .... /

Pou lavages le soir (irritant).

(Staffe).

Suc de cresson........................ 2 parties.
Miel.................................. 1 —

Passer à travers un linge; en frictions matin et soir.

(Staffe).

Acide salicylique................ $0^{gr},50$
Sublimé......................... $0^{gr},05$
Oxyde de zinc................... $1^{gr},50$
Lanoline........................ }
Vaseline........................ } āā 15 grammes.

Irritant.

(J. de B.).

Bichlorure de mercure............. $0^{gr},25$
Alcoolat de vulnéraire .... 10 grammes.
— de lavande............... 10 —
Chlorhydrate d'ammoniaque........ $0^{gr},75$
Eau distillée..................... 150 grammes.

(J. de B.).

Borate de soude................. } āā 1 gramme.
Sulfate d'alumine............... }
Axonge benzoïnée...............   25   —
Acide salicylique................   0ᵍʳ,50

Action lente, non irritante.

(J. de B.).

____

Sulfate de zinc. ....   1 gramme.
Bichlorure de mercure............   0ᵍʳ,50
Eau de Cologne...................   50 grammes.
Eau de rose......................   200   —

Étaler le soir, laisser sécher.

(J. de B.).

____

Eau de fleurs de lis..............   1 000 grammes.
Tartrate acide de potasse...... 5 à   10   —

En lotion et applications.

(Staffe).

____

Lavages à l'eau et benjoin.

____

Lavages à l'eau oxygénée.

Eau oxygénée à 10 ou 12 volumes... 200 grammes.
Borate de soude................. 2 à   5   —

____

Eau distillée.....................   100 grammes.
Eau de Cologne...................   40   —
Teinture d'eucalyptus............   6   —
Chlorhydrate d'ammoniaque........   0ᵍʳ,60
Sublimé corrosif.................   0ᵍʳ,20

Imbiber des compresses en applications la nuit.

(Mauriac-Monin).

____

Mixture de Unna.

Lanoline.........................)
Onguent simple..................)
Chlorure de calcium liquide...... } āā 10 grammes.
Eau oxygénée....................)
Soufre précipité..   4   —

En onctions.

Lait d'amande...................... 100 grammes.
Sublimé à 1 p. 500............ 10 à   20   —

(D'après Monin).

En applications.

Cold-cream........................ 30 grammes.
Soufre............................ 2   —
Huile d'anis 1   —

Enduire le soir ; le lendemain laver avec du thé léger.

(A. J.).

Sulfophénate de zinc............... 4 grammes.
Glycérine.......................... 60   —
Alcool............................. 30   —
Hydrolat de fleurs d'oranger 15   —
—   de rose................... 250   —

Pendant quelques jours, matin et soir en onctions.

(De Lusi).

Chlorhydrate d'ammoniaque.......... 4 grammes.
Acide chlorhydrique médicinal... ... 5   —
Glycérine.......................... 30   —
Lait virginal...................... 50   —

Pour toucher les taches matin et soir.

(De Lusi).

Borate de soude................... } ãã 1 gramme.
Sulfate d'alumine.................. }
Acide salicylique...............   0^{gr},30
Axonge benzoïnée...............   20 grammes.

Eau distillée..................... 90 grammes.
Teinture de benjoin 10   —
Eau oxygénée médicinale pure à
10 volumes...................... 100   —

En compresses tièdes, matin et soir.

(J. de B.)

Teinture d'iode fraîchement préparée. 5 grammes.
Huile de térébenthine............... 10   —
Glycérine neutre................... 25   —
Huile d'amandes douces............ 5   —

Tous les soirs (en onctions).

(De Régla).

Lait de beauté.

Eau de rose.............................
Eau de laurier-cerise....................
Benzoate d'ammoniaque ....
Huile de noisette....................... } ãã P. E.
Glycérine...............................
Teinture de quillaya....................
— d'Ylang-Ylang........... ....

Son d'amandes........	60 grammes.	
Eau de fleurs d'oranger..........	} ãã 250	—
Eau de rose.........		
Borax....................	4	—
Teinture de benjoin........,.....	8	—

Lotions matin et soir.

(A. J.).

Formule de Hager.

Précipité blanc.................	} ãã 4 grammes.	
Sous-nitrate de bismuth.........		
Glycérolé d'amidon....	15	—

A employer tous les deux jours en applications.

La teinture de benjoin, l'eau de rose, la crème de lait, le lait d'amande, le baume de La Mecque (térébenthine), agissent sur les aches de rousseur.

Eau distillée de laurier-cerise......	125 grammes.	
Eau distillée de pêche.......... ...	125	—
Teinture de benjoin...............	1	—
Extrait de saturne................	8	—
Alcool...........................	4	—

En lotions.

Résorcine...............	1 gramme.	
Sulfate de plomb...............	} ãã 2	—
— de baryte...............		
Acide salicylique..............	$0^{gr},50$	
Vaseline......................	30 grammes.	

En applications.

Naphtol β......................................		6 grammes.
Oxyde de zinc................................	} ãã 15	—
Poudre d'amidon		
Vaseline jaune.............................	40	—

(J. de B.).

A mettre chaque soir pendant une demi-heure, très irritant.

Borax......................................	} ãã 5 grammes.	
Eau de rose................................		
Teinture de benjoin......................	1	—
Eau de fleurs d'oranger..............	50	—

Lotions matin et soir.

(Lefébvre).

Application d'huile camphrée.

Applications de :

Sulfure de calcium	$0^{gr},20$
Eau de rose................................	500 grammes.

(De Régla).

Procédé Van Hoorn (d'Amsterdam).

Résorcine....................................	40 grammes.
Oxyde de zinc..............................	10 —
Silice pure anhydre......................	2 —
Axonge.....................................	20 —
Huile d'olive...............................	8 —

Pour frictions plusieurs fois par jour. Dès que le peau se gerce, appliquer chaude la colle ci-dessous, et recouvrir d'ouate hydrophile.

Gélatine blanche...........................	4 grammes.
Oxyde de zinc..............................	3 —
Glycérine à 30° pure.......................	5 —
Eau distillée................................	8 —

(De Lusi).

Crème.

Sous-nitrate de bismuth..........	} ãã 1 gramme.	
Calomel.......................		
Blanc de baleine...............	} ãã 7 —	
Cire blanche..................		
Huile d'amandes douces..........	14 —	

A appliquer huit soirs consécutifs; après cinq jours d'arrêt, reprise.
(De Régla).

Contre sable (grains) de peau.

Huile d'amandes amères............	100 grammes.
Borax pulvérisé.................	10 —
Teinture de myrrhe.............	2 —
Eau de rose....................	20 —
Eau de fleurs d'oranger..........	30 —

Taches et hâle.

Camphre.	50 grammes.
Sel ammoniaque.................	20 —
Formol.......................	10 —
Blanc d'œuf...................	100 —
Eau de rose....................	1 000 —

(J. de B.).

La disparition des taches de rousseur est incomplète, longue, difficile et souvent dangereuse à obtenir. On est en effet obligé d'employer des médicaments à base de : *plomb, mercure, soufre.* Les sels de plomb et de mercure sont toxiques et irritants. Il faut éviter l'emploi simultané de ces sels avec le soufre et bien essuyer l'eau oxygénée, si on l'utilise avant; sans ces précautions, la peau du visage devien toute noire.

Méthodes irritantes pour le traitement des taches entraînant la chute de l'épiderme.

Attouchements et badigeonnages avec des solutions faibles d'acide chlorhydrique officinal à 5 et 10 p. 100 d'eau; avec l'acide acétique pur (se méfier) et mieux dilué à moitié dans la glycérine ou l'eau.

Application très irritante.

Sublimé corrosif....................	0^{gr},50
Eau distillée ou alcool.............	50 grammes,

En applications très limitée (sur les taches) pendant quatre heures. Il se produit une vésication, que l'on soigne.

Lait antéphélique, en lotions.

Sublimé........................	1 gramme.
Sulfate de zinc...................	ãã 2 —
Acétate de plomb................	
Eau distillée de rose.............	250 —
Alcoolat de lavande.........	50 —
	(Très irritant.)
Commencer par le sublimé à une dose très faible......................	0^{gr},25 à 0^{gr},50
	(Hardy).

Mixtures, pommades et poudres contre les taches de rousseur.

Sublimé...........................	1 gramme.
Sulfo-phénate de zinc.............	2 —
Glycérolé d'amidon................	10 —
Eau de rose.......................	250 —

Pour toucher les taches une fois par jour, jusqu'à ce qu'elles pèlent.

Pommade.

Sublimé........................... 0ᵍʳ,25
Sulfate de zinc.................. ⎫
Acétate de plomb............... ⎬ ãã 1 gramme.
Vaseline...;...................... ⎱ ãã 15   —
Axonge.......................... ⎰
                                 (J. de B.).

———————

Oxyde de zinc .... ⎫
Sulfate de zinc................. ⎬ ãã 1 gramme.
Bichlorure de mercure........... 0ᵍʳ,25
Eau distillée de rose............. 150 grammes.
Blanc d'œuf.................... Nᵒ 1.

On applique le soir une couche de cette mixture après avoir préalablement et plusieurs jours de suite lavé à l'eau oxygénée.

(J. de B.).

Poudre.

Talc.............................. ⎱ ãã 20 grammes.
Lycopode........................ ⎰
Tanin (procédé Pelouze).......... ⎫ ãã 10   —
Acide borique porphyrisé........ ⎰
Essence de patchouli............ Q. S.

A appliquer après avoir enduit le visage de glycérine redistillée, pure et neutre.

(Monin).

TRAITEMENT DES TACHES DE ROUSSEUR SUIVANT LE GENRE ET LA VARIÉTÉ. — Chloasma (masque de la grossesse). — Même traitement que pour les Éphélides.

Lavages au thé chaud.

Lotions le soir avec :

Chlorate de potasse................ 2 grammes.
Eau de rose..................... 250   —

Lotions.

Eau distillée...................... 250 grammes.
Ammoniaque liquide............... 2   —
Essence de citron................. X gouttes.

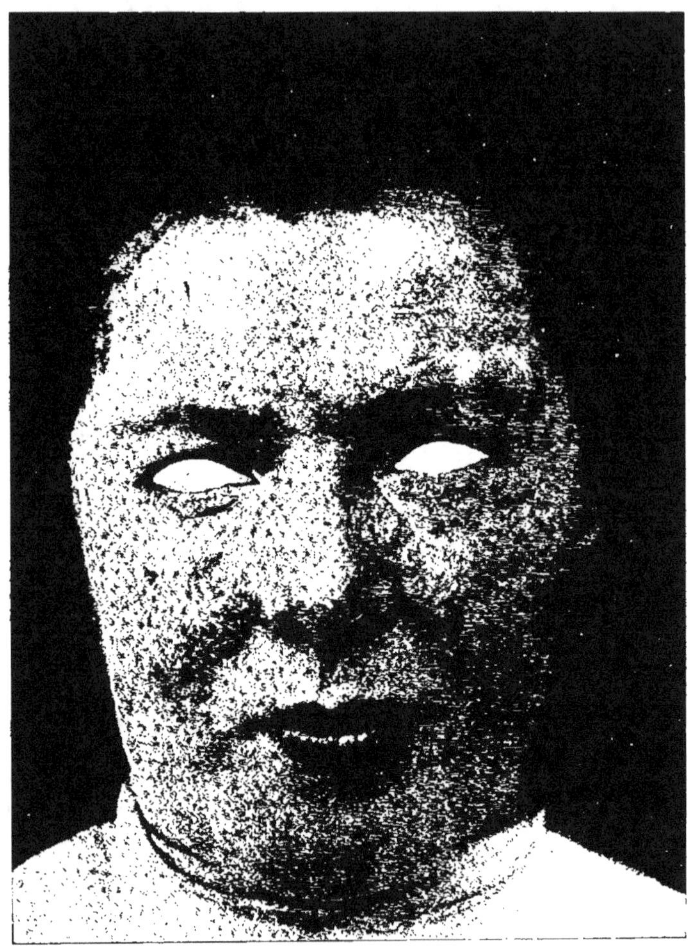

Fig. 42. — Sujet atteint de vitiligo : taches blanches décolorées ou achromiques et taches pigmentées ou hyperchromiques.

Sublimé corrosif........ ....   1 gramme.
Glycérine...................... ....   V gouttes.
Eau de Cologne..................   10 grammes.
Talc............................   10   —
Alcool à 90°.....................   100   —
                                (J. de B.).

Appliquer la nuit une mousseline imbibée de ce mélange et recouverte de taffetas imperméable.

———————

Onguent de Vigo............. ... ⎞
Vaseline...................... ⎠ $\overline{aa}$ 15 grammes.

A appliquer la nuit.
Le lendemain laver à l'eau tiède, sécher et appliquer :

Carbonate de bismuth........... ⎞ $\overline{aa}$ 10 grammes.
Kaolin......................... ⎠
Vaseline.......   15   —
                                (De Lusi).

———————

Onctions.

Cold-cream......................   30 grammes.
Essence d'anis...................   2   —
Fleurs de soufre....   1   —
                                (A. J.).

———————

Beurre de cacao................ ⎞ $\overline{aa}$ 10 grammes.
Huile de ricin................. ⎠
Oxyde de zinc.............. ....   0^{gr},20
Précipité blanc................   0^{gr},10
Essence de rose.... ....   X gouttes.
                                (Monin).

Blanc d'œuf....................   N° 1.
Farine d'orge..................   20 grammes.
Eau de rose........ .... ⎞ $\overline{aa}$ 15   —
Eau de lis................. .... ⎠

Appliquer le soir et laisser sécher.

———————

Kaolin......................................	4 grammes.
Lanoline....................................	10 —
Glycérine.......	4 —
Carbonate de magnésie	
Oxyde de zinc....................	ãã 2 —

(J. de B.).

Éphélides. — Taches produites par le soleil sur les peaux prédisposées (rousses, blondes, peaux fines et sèches). Les éphélides se produisent également sous l'influence de la grossesse et des maladies du foie (taches hépatiques).

Lotions. — Au lait d'amandes amères, à la crème de lait.

Onctions. — Avec fraises écrasées, mélangées ou non : de crème de lait, de lait d'amande ou d'huile d'amandes douces.

Lait virginal.

Amandes douces épluchées	20 grammes.
Amandes amères..................	5 —
Eau de rose......................	200 —
Teinture de benjoin ....,........	1 —

(Ris-Paquot).

Toucher les taches avéc :

Chlorhydrate d'ammoniaque.........	4 grammes.
Acide chlorhydrique pur............	0^{gr},50
Glycérine........................	30 grammes.
Eau de Cologne....:..............	50 —

(J. de B.).

Appliquer le soir :

Bichlorure de mercure.............	0^{gr},25
Sulfate de zinc........	0^{gr},75
Sulfate de cuivre.................	0^{gr},50
Eau de Cologne...................	50 grammes.
Eau distillée de rose..............	150 —

(J. de B.).

Pommade.

Acide salicylique..	0gr,30
Oxyde de zinc........	} āā 3 grammes.
Poudre de lycopode.............	
Vaseline.......................	} āā 10 —
Lanoline	
Essence de violette.............	Q. S. pour parfumer.
	(O. Martin).

Toucher les taches avec :

Solution concentrée de sulfure de potassium......................	20 grammes.
Sulfhydrate d'ammoniaque	V à XX gouttes.
	(Debay).

Eau de rose....................	} āā 5 grammes.
Borax.........................	
Teinture de benjoin.............	1 —
Eau de fleurs d'oranger..........	50 —
	(Lefèbvre).

Appliquer matin et soir en compresses tièdes :

Eau distillée.....................	90 grammes.
Teinture de benjoin...............	10 —
Eau oxygénée médicinale...........	100 —

Ou bien avec précaution :

Lait d'amandes amères.............	200 grammes.
Borate de soude..................	9 —
Oxycyanure d'hydrargyre..........	1 —

Onguent pour frictions.

Deux fois par jour :

Beurre de cacao...................	75 grammes.
Huile de ricin....................	75 —
Oxyde de zinc pur.................	0gr,30
Oxyde jaune de mercure ou précipité blanc............................	0gr,15
Essence de rose..................	X gouttes.
	(De Lusi O. Martin).

Eau distillée........................	} āā 10 grammes.
Dextrine...........................	
Glycérine.........................	15 —
Oxyde de zinc.....................	10 —
Oxychlorate de bismuth..........	2 —
Sublimé...........................	0^{gr},30

Cuisson jusqu'à consistance pâteuse.

A appliquer chaque soir.

(Unna).

Appliquer avec prudence :

Axonge..............................	40 grammes.
Biiodure de mercure................	1 —

Ou lotions avec :

Bichlorure de mercure..............	0^{gr},50
Teinture de cantharides...........	2 grammes.
Eau distillée......................	250 —

(Debay).

Debay (1) recommande le traitement suivant pour les peaux ayant tendance aux taches ou habituellement sèches et poussiéreuses :

1° Humecter les taches à l'eau bouillie tiède ;

2° Essuyer ;

3° Toucher à plusieurs reprises la tache avec un pinceau imbibé de lotion *sulfo-iodée* ;

4° Répéter le lavage et l'attouchement quatre à cinq fois par jour.

Au bout de quatre à cinq jours, la peau pèle et tombe.

Lotion sulfo-iodée.

Elle a pour formule :

(1) DEBAY, Hygiène médicale du visage et de la peau, 8e édit., p. 92

A. — Solution iodo-iodurée :

Solution iodo-iodurée...................... 2 parties.
Solution aqueuse d'hyposulfite de soude.... 1 —

B. — Solution sulfurée.

Sulfure de potassium liquide............... 1 partie.
Eau distillée............................... 6 —
Essence de citron.......................... Q. S.

C. — Lotion sulfo-iodée :

Solution iodo-iodurée. ... . 30 grammes.
Solution sulfurée...................... 15 —

A mélanger au moment de l'emploi.
Chacune des solutions A, B, C, doit être filtrée après le mélange.

Solution iodo-iodurée.

Elle a pour formule :

Iode............................. }
Iodure de potassium............. } ãã 15 grammes.
Eau distillée.................... 80 —

Hâle. — Teinte brune ou jaunâtre de la peau, résultant de l'action de l'air rendu chaud et sec, soit par le soleil, soit par toute autre cause. Les alternatives de température chaude et froide occasionnent également le hâle.

Moyens préventifs. — Éviter la sécheresse de la peau. Autrefois, on portait au dehors un masque d'étoffe ou de velours, et, chez soi, un masque cosmétique, un cataplasme formé de :

Farine de seigle.................. }
Farine de lin.................... } ãã P. E.

On utilise aujourd'hui des crèmes, des miellats ou des poudres, les lavages avec les lotions ou mélanges indiqués ci-contre :

Crème.

Crème de lait fraîche............
Huile d'amandes douces......... } āā 30 grammes.

Miellat.

Fleur de farine d'orge.............. 160 grammes.
Miel blanc........................ 32 —
Blanc d'œuf....................... Nᵒ 2.
(Debay).

Miel blanc........................ 500 grammes.
Benjoin........................... 2 —
Borax pulvérisé................... 4 —
(Debay).

Lotions trois ou quatre fois par jour avec :

Eau fortement sulfurée............. Une once.
Jus de citron...................... Une demi-once.
Eau de cinammone... .... Un drachme.

Eau de rose. .... 100 grammes.
Glycérine pure.................... 50 —
Blanc d'œuf....................... Nᵒ 1.

Lotions pour peaux sèches.

Concombre frais infusé à froid dans du lait.

Cold-cream le soir, lavages à l'eau de benjoin le lendemain.

Miel blanc........................ 50 grammes.
Blanc d'œuf....................... 10 —
Fleurs de farine de riz jusqu'à consistance de crème.

Beurre de cacao.................
Cire vierge..................... } āā 12 grammes.
Huile d'amandes douces......... 100 —

Ajouter :

Jus de citron. .... 10 grammes.

Lotions pour peaux grasses.

Eau de rose...................... 100 grammes.
Glycérine pure................... 50 —

Jus de citron..................
Glycérine...................... } āā 10 grammes.
Blanc d'œuf...................

A employer pur ou mélangé d'eau.

Lait frais ....
Eau de Cologne............... } āā 100 grammes.

Faire bouillir le tout jusqu'à consistance de pommade.

Savon de Marseille............
Miel de Narbonne............... } āā 20 grammes.
Borax......................... 50 —
Eau de rose.....................
Teinture de benjoin............. } āā 30 —
Essence de myrrhe .... 10 —

Traitement du hâle d'après Debay.

Délayer la poudre ci-dessous dans un peu d'eau
tiède et l'étendre sur le visage :

Farine fraîche de seigle.......... 150 grammes.
Poudre de guimauve.............
— de violette.............. } āā 75 —
— de dextrine.............. 15 —

Mêler avec soin.

Enlever avec de l'eau chaude au bout de cinq à
six heures et lotionner avec du lait d'Hébé (une cuillerée à soupe dans demi-litre d'eau) ou avec l'eau
cosmétique émulsive.

Lait d'Hébé.

Savon blanc de Marseille...	250 grammes.
Eau..........................	500 —
Carbonate de potasse.	Q. S.

Faire fondre et ajouter :

Sulfate de magnésie..............	Jusqu'à production de

grumeaux ; puis triturer avec :

Alcool à 33°......................	900 grammes.

Ajouter:

Huile de ricin.....................	30 —

Filtrer, ajouter :

Acide benzoïque................	ãã 15 grammes.
Essence de badiane.............	
— de carvi.................	ãã 5 —
— de verveine........... ...	
— de citron..............	15 —
— de thym blanc...........	5 —
Teinture de tolu................	10 —

Eau cosmétique émulsive.

Amandes fraîches..............	32 grammes.
Essence de rose.................	ãã 250 —
— de fleurs d'oranger......	
Teinture de benjoin.............	8 —
Borax pulvérisé.................	4 —

Crème de Ninon de Lenclos.

Lait frais.........................	Demi-pinte.
Jus de citron......................	Quart once.
Eau-de-vie blanche	Demi-once.

Lentigo. — Taches jaunes ou brunes, fréquentes chez les sujets roux ou blonds, se produisant spontanément. On les rapproche des nævi (Voy. t. III et IV).

Mêmes traitements que pour les taches de rousseur, les éphélides et le chloasma. Debay conseille l'eau iodo-iodurée appliquée après lavage au savon, chaque tache étant circonscrite par un cercle de gomme arabique qu'on laisse sécher avant de mettre la solution.

Vitiligo. — Voy. fasc. III et IV et à l'article **Taches**.

TANNES. (Points noirs, Comédons). — Voy. également **Acné ponctuée, Séborrhée grasse**.

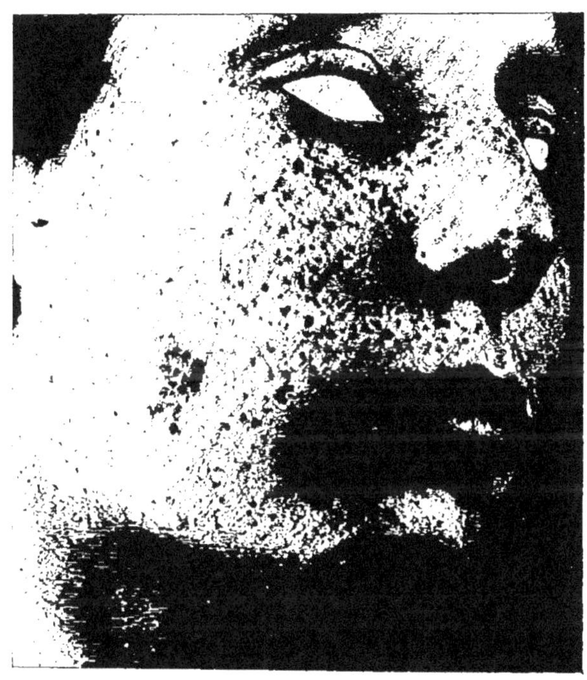

Fig. 43. — Sujet atteint de taches de lentigo et d'éphélides.

Les tannes se montrent surtout sur les peaux grasses ; elles résultent d'une accumulation de matière grasse (sébum) dans l'orifice des glandes sébacées et du noircissement de cette matière par l'air et la poussière. Le nez, les ailes du nez, le front, le menton sont le siège de prédilection des tannes. Tantôt les tannes forment un semis de points noirs minuscules qui donnent à la peau un aspect brun et sale ; tantôt les tannes forment des amas volumineux sous forme d'un filament épais et long (comédon), dans lequel on trouve quelquefois un parasite (le *Demodex folliculorum*).

Les petites tannes criblent la peau de points noirs ; les comédons laissent des cicatrices, nombreuses, blanches ou brunes. Les tannes et comédons accompagnent la séborrhée grasse et l'acné. C'est une maladie fréquente chez les jeunes filles à hérédité arthritique, à tempérament lymphatique.

Elles sont plus fréquentes chez les brunes que chez les blondes.

Pour extraire les tannes, on se sert souvent d'une clef de montre ou d'instruments spéciaux appelés (vide-comédons). Il faut éviter de presser trop fortement pour faire sortir les tannes et comédons ; c'est une mauvaise pratique. On peut les extraire avec une curette filiforme. Le massage est également utilisé contre elles.

Les préparations alcalines, les savonnages, les eaux sulfureuses, les lotions alcoolisées, éthérées ou astringentes sont utiles contre les tannes.

Lotions.

Hyposulfite ou bisulfite de soude...	1 à 5 grammes.
Eau de rose......................	100 —

(Cavalhiès).

Savon mou au bioxyde de sodium.

(Cavalhiès).

Eau..............................	250 grammes.
Alcool...........................	100 —
Borate de soude..................	10 —

En lotions.

(Lefèbvre).

Frictions le matin avec ouate imbibée de :

Éther sulfurique......................	20 grammes.
Alcoolature de citron.................	30 —
Eau distillée de rose.................	80 —
Eau distillée de laitue...............	20 —

On peut ajouter : Eau distillée de cannelle ou eau de lavande.

Ou remplacer l'eau de rose par l'eau distillée de cannelle, l'alcoolat de lavande, ou l'eau-de-vie vulnéraire.

(J. de B.).

Solution de potasse....................	1 once.
Eau de Cologne.........................	2 —
Eau-de-vie blanche.....................	4 —

Sous-carbonate de soude.............	2 grammes.
Eau de rose...........................	250 —

Borate de soude.................	4 grammes.
Eau de rose....................	āā 40 —
Eau de fleurs d'oranger..........	

Glycérine......................	āā 40 grammes.
Eau de rose....................	
Eau oxygénée à 12 volumes......	20 —

Eau de Pagliari (du *Codex*)......	āā 15 grammes.
Eau d'Alibour.. — (*Id.*)........	
Éther sulfurique................	20 —
Teinture de quillaya............	30 —
Huile d'amandes douces.........	10 —

(Lefèbvre).

Lotions.

Alcool à 65°.......................	20 grammes.
Eau de Cologne....................	10 —
Nitrate de pilocarpine..............	0^{gr},25
Glycérine neutre...................	5 grammes.

(J. de B.).

Onctions.

Eau oxygénée......................	10 grammes.
Vaseline..........................	20 —
Lanoline..........................	10 —

(Lefèbvre).

Naphtol β.............................. 0gr,40
Soufre précipité...................... 1 gramme.
Vaseline.............................. 15   --
Savon vert............................ 5   —

Pour frotter deux fois par semaine.

(Lefèbvre).

Poudre.

Sous-nitrate de bismuth .... 5 grammes.
Sulfate de quinine................ 2   —
Craie préparée.................... 30   —
Amidon........................... 100   —

(Lefèbvre).

Pour frictions.

Éther sulfurique.. .... 20 grammes.
Alcool à 60°....................... 40   —
Eau d'Alibour...................... 10   —
Eau de rose........................ 60   —

(J. de B.).

TATOUAGES. — Voy. fasc. III et IV.

TEINT. — Le teint ou carnation s'entend généralement de la couleur du visage (teint pâle, coloré,
rouge, jaune, terreux). On dit également un teint
frais lorsque la peau est rosée et le visage animé,
exempt de rides; un teint clair lorsque le visage est
exempt de rougeurs ou taches.

Le teint est en rapport avec l'état de santé générale,
la constitution, le tempérament, la circulation, le bon
fonctionnement du système nerveux.

Le teint est en rapport avec la coloration des cheveux et des yeux; il dépend du nombre et de la qualité
des vaisseaux ainsi que du pigment de la peau.

Il y a trois espèces principales de teint en rapport
avec la coloration des cheveux:

Teint pâle ou blanc...................... Blondes.
Teint rouge ou coloré.................... Rousses.
Teint brun ou jaunâtre.................. Brunes.

.ette division n'a rien d'absolu, car on rencontre souvent des rousses au teint très blanc et des blondes dont la peau est grasse et réagit comme celle des brunes.

Les variétés de teint sont aussi nombreuses que les variétés de teintes de cheveux.

Que l'on peut classer en :

Teintes blondes................. Blond cendré.
—   —   .... —   châtain.
—   —   .... —   doré.
—   —   .... —   jaune roux.

Teintes rousses................ Rouge ardent.
—   —   .... Vénitien.

Teintes brunes................. Châtain clair.
—   —   .... —   foncé
—   —   .... —   noir.

Les **blondes** ont généralement les yeux bleus, la peau blanche, sèche, pelant facilement. Avec l'âge, la peau se ride, se couperose par places.

Les blondes tirant sur le jaune ont souvent des taches pigmentaires brunes ou jaunes. Le relâchement de la peau est fréquent chez les blondes.

Les **rousses** ont les yeux de couleur indifférente; la peau est moins fragile, très pâle, ou très colorée et pigmentée, haute en couleur, plutôt sèche.

Suivant la teinte du roux: roux ardent ou vénitien, elles réagissent à la façon des blondes ou des brunes.

Les **brunes** ont les yeux foncés ou bruns, la peau plutôt de couleur brune ou légèrement jaunâtre, grasse, humide, facilement congestionnée et acnéique. Le gonflement du visage est fréquent chez les brunes.

Les soins du visage, variant avec le teint, seront décrits à l'article **Toilette du visage**.

Les Gauloises, dont la carnation faisait l'envie et l'admiration des Romaines, se lotionnaient le visage avec de la craie dissoute dans du vinaigre et de l'écume de bière.

Au xv⁰ siècle, on préconisait, pour adoucir la peau, le mélange suivant : « 1 litre de crème ; jeter dedans des fleurs de nénuphars, de lis, de fèves et de roses ; faire bouillir au bain-marie ; il en sortira une huile exquise pour adoucir la peau. »

Au xvii⁰ siècle, on employait les lotions au vin du Rhin, l'eau d'épinards et le jus de fraise.

Mme de Pompadour faisait des applications nocturnes de biftecks crus.

Le miel, mélangé d'eau, donne à la peau une douceur et un velouté incomparables.

Poppée, femme de Néron, s'enduisait la face tous les soirs d'un emplâtre de mie de pain et de lait d'ânesse.

Pour blanchir le teint trop coloré : traiter les troubles de l'état général, les maladies ; administrer par la voie gastrique : l'ergotine, l'hamamelis, la quinine, la belladone. Se préoccuper des fonctions digestives, des maladies et fonctions utéro-ovariennes, des règles.

La constipation est chez la femme le grand ennemi du teint.

Frictions générales sur le corps avec une flanelle imbibée de :

Alcoolat de Fioraventi.............. 50 grammes.
Teinture de noix vomique.......... 10 —
Eau de Cologne.................... 150 —

(J. de B.).

Douches écossaises ou chaudes.

Lotions sulfureuses : eaux de Challes, d'Uriage, d'Aix. — Lavages à l'eau de Saint-Christau (à base de cuivre).

Lotions.

Eau de son, eau boriquée à 20 p. 1 000.
Eau de tilleul.
Solution astringente à l'alun à 5 p. 1 000.
A l'eau salée (10 à 20 p. 1 000).

Pour colorer le teint trop pâle.

Pulvérisations chaudes, frictions aux vinaigres de toilette, et laits virginaux ; massage, électricité, douches et bains statiques.

Lotions contre le teint coloré.

Sous-acétate de plomb .... 4 grammes.
Teinture de cochenille.............. 2 —
Eau bouillie ou de puits............. 1 litre.

Contre la peau relâchée.

Lotions alcoolisées, pas de corps gras. Poudres.

Lavages à l'eau ammoniacale (II à X gouttes d'ammoniaque par litre, puis frictions avec :

Eau de Cologne.................... 100 grammes.
Eau simple....... .... 50 —

(J. de B.).

Contre la peau tendue.

Lotions émollientes :

Son, guimauve. Crèmes. Glycérine.

Pour éclaircir le teint et adoucir la peau.
Lotions.

```
Eau d'épinard en fleur. Jus de fraise.
Jus de citron frais................  Un verre.
Eau de pluie......................  Un demi-litre.
Essence de rose............ ......  V gouttes.
                                       (A. J.).
```

nfusion de pimprenelle. Eau de sureau, de fleurs de fève, de tilleul, de mourron, de plantain, de concombre, de cerfeuil. Eau miellée. Lait.

Onctions.

Jaune d'œuf tous les quinze jours. Rincer à l'eau tiède.

```
Baume de La Mecque...............  X gouttes.
Sucre en poudre..................  4 grammes.
Jaune d'œuf......................  N° 1.
Eau de rose. ....................  180 grammes.
```

Étaler le soir, laisser sécher, laver le matin à l'eau pure.

```
Jus de citron.... ................ }
Blanc d'œuf...................... } ãã P. E.
```

Cuisson sur feux doux jusqu'à consistance de beurre. Étaler après avoir lavé à l'eau de riz.

Lotions de préférence pour les peaux grasses, couperosées et acnéiques.

Eau de la reine de Hongrie.

```
Esprit-de-vin rectifié.............  1 litre.
Essence de romarin................  15 grammes.
   — d'écorce de citron...........  8    —
   — de mélisse...................  2    —
   — de menthe...................  2    —
Esprit de rose....................  15 centilitres.
   — de fleurs d'oranger...........  12   —
```

Eau de fleurs d'oranger	30 grammes.
Teinture de benjoin	} āā X gouttes.
— de myrrhe	
Alun en poudre	2 grammes.
Alcool à 90°	5 —

Se couvrir le visage préalablement d'huile d'amandes douces et faire une vaporisation de ce mélange. Après la vaporisation, lotion froide alcoolisée.

Pommades de préférence pour les peaux sèches.

Huile d'amandes douces	150 grammes.
Blanc de baleine	35 —
Cire blanche	15 —
Eau de rose	30 —
Eau de Cologne	3 —
Teinture de benjoin ou baume de La Mecque	1 —

Sous-nitrate de bismuth	3 grammes.
Cold-cream	30 —
Essence de violette	X gouttes.
Teinture de benjoin	XXX —

Masque de beauté.

Farine d'orge mondé	90 grammes.
Miel de Narbonne	35 —
Blanc d'œuf	1 —

ou :

Cire blanche	30 grammes.
Huile d'amandes douces	60 —
Graisse de chevreau	30 —
Blanc d'amidon	Q. S.

Pour étaler sur mousseline et appliquer la nuit.

Masque de beauté des Romaines.

Farine de fève....................	} ãã 20 grammes.	
— de riz....................		
Blanc d'œuf....................	10	—
Teinture de benjoin	5	—
Miel..........................	10	—
Eau de rose....................	20	—

Masque de Ninon.

Huile d'olive....................	} ãã 10 grammes.	
Eau de laurier-cerise		
Lait d'amande épais		
Alun en poudre.................	2	—
Baume du Pérou.............	II gouttes.	

Verser sur une gaze préalablement bouillie ; garder la nuit.

TEINTURES. — La question des teintures pour les cheveux et la barbe est tellement importante que je crois devoir y insister.

Doit-on ou ne doit-on pas se teindre ? Les teintures sont-elles dangereuses ? Quelles sont les précautions à prendre pour éviter les accidents ?

De nombreux ouvrages ont été écrits sur les teintures ; j'en signale deux dans lesquels la question est traitée aux points de vue : chimique, application et composition, ce sont : l'opuscule de **M. E. Schuller** (*Les teintures pour les cheveux*, G. Fischer, édit.) et le livre de **M. Cerbelaud** (*Formulaire des principales spécialités de parfumerie et de pharmacie*).

1° *Doit-on se teindre ?* — La mode est souveraine, je ne parlerai pas d'elle. J'envisage les cas où la nécessité professionnelle et le genre de vie demandent l'apparence de la jeunesse, car être ou paraître vieux peut nuire, et l'emploi de la teinture est alors justifié.

Se teindre par mode ou coquetterie est souvent choquant et quelquefois nuisible. Je dis choquant, car tout s'harmonise dans le visage, et de même qu'aux variétés de teint correspondent la couleur des cheveux et souvent des yeux, de même, avec les modifications du visage produites par les ans, s'harmonisent les teintes de la chevelure et de la barbe. Un visage ridé et fané, couronné d'une chevelure artificiellement jeune, apparaît souvent encore plus âgé, avec une expression de dureté que ne peuvent empêcher ni les fards, ni les crèmes, ni les cosmétiques.

2° *Les teintures sont-elles dangereuses?* — J'ai la conviction que toutes modifient la vitalité des cheveux. Mais toutes ne lui sont pas nuisibles au même degré. S'il en est d'inoffensives, il en est qui peuvent être dangereuses. Elles ne le sont pas pour tous, car il existe à ce point de vue, comme en toutes les choses de la médecine, des questions de prédisposition; elles sont dangereuses tantôt pour le poil ou le cheveu, tantôt pour la peau, tantôt pour la santé générale.

Quels sont les accidents qu'elles peuvent provoquer ? La cassure et la chute des poils, comme le fait l'eau oxygénée ; des éruptions à la peau souvent à forme d'eczémas humides, suintants, de rougeurs ; éruptions longues et rebelles : accidents dus surtout aux teintures à base d'anilinè; des intoxications ou empoisonnements plus ou moins graves, avec albuminurie, et altération des reins, du foie, et leurs conséquences, telles qu'on en a vu avec l'emploi des teintures progressives à bases de plomb et de nitrate d'argent.

*3° **Peut-on éviter les accidents et quelles précautions prendre?*** — Il est sage de ne pas se teindre quand on est sujet aux éruptions, aux eczémas, quand on a les reins, le foie qui fonctionnent mal.

On évite les accidents en choisissant des teintures non toxiques et surtout en les appliquant convenablement. A ce point de vue, il est toujours indispensable de s'adresser à des spécialistes exercés en la matière.

*4° **Précautions générales dans l'application des teintures.*** — **Lavage préalable.** — Dégraisser avec soin les poils ou cheveux à l'aide de lavages avec des solutions savonneuses et alcalines : borate et bicarbonate de soude, savon noir, bois de Panama; au besoin, faire suivre ces lavages de frictions à l'eau de Cologne, à l'alcool et éther à parties égales. Guérir les pellicules ou les affections du cuir chevelu avant l'application.

Se souvenir qu'il ne faut pas employer l'eau sédative ou l'ammoniaque avant les applications de teinture au bichromate ou à la paraphénilène-diamine.

Application. — Il est souvent nécessaire de la renouveler tous les quinze jours, tous les deux à trois mois (à cause de la pousse des cheveux, la racine devenant blanche très rapidement), ou bien la teinture changeant de ton avec le temps et donnant des cheveux multicolores.

L'application se fait généralement avec une brosse. Elle dure une heure, deux, trois ou plus : suivant que la teinture est à une seule substance ou à deux (teinture progressive). Il faut alors attendre que la première substance sèche avant d'appliquer la seconde, ou bien que l'action de la lumière ait agi Comme en photographie, il y a actions successives du révélateur et du fixateur.

Lavage consécutif. — Il est des plus important pour éviter les accidents : il enlève l'excès de teinture, qui peut salir et surtout être absorbé et provoquer des accidents. Il fait disparaître les taches de la peau.

Ce lavage doit être fait au plus tard une heure après l'application (E. Schuller). Pour les cheveux : avec du savon ; pour les taches du cuir chevelu : s'il s'agit de teintures à base d'argent, on frictionne avec une solution d'iodure de potassium à 10 ou 20 p. 100 ; puis on fait suivre, si les taches persistent, de lavages avec des solutions d'hyposulfite de soude à 5 p. 100 ou de chlore à 1 p. 100, en ayant soin de calmer l'irritation de la peau qui pourrait en résulter par l'application de crèmes adoucissantes.

5° *Choix des teintures.* — La teinture est appliquée soit pour changer la teinte des cheveux, les blondir par exemple (henné, eau oxygénée) ; soit, s'ils sont blancs, pour les noircir (teintures : végétales, métalliques, chimiques).

M. E. Schuller divise les teintures ainsi :

1° Décolorants (eau oxygénée) ;

2° Teintures végétales (henné, indigo).

Ce sont des teintures relativement inoffensives ;

3° Teintures métalliques et progressives : au plomb, au nitrate d'argent, rastiks ;

4° Teintures d'aniline (paraphénilène-diamine).

On peut y ajouter les ;

5° Teintures à base de matières colorantes organiques ou teintures combinées.

DÉCOLORANTS.

Eau oxygénée à 12 volumes. — Elle demande des applications successives et répétées; on mouille simplement les cheveux à la brosse jusqu'à la teinte voulue.

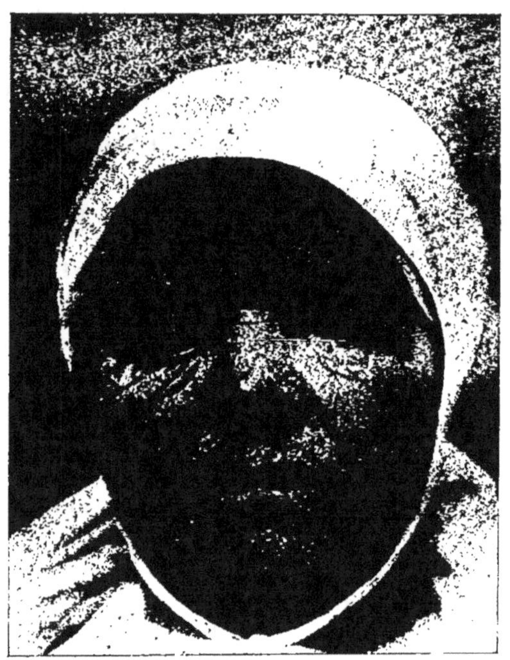

Fig. 44. —Éruption d'eczéma artificiel provoquée par une teinture à base d'aniline.

Les cheveux deviennent blonds plus ou moins clairs et cassants.

TEINTURES VÉGÉTALES.

Henné. — Il donne un ton acajou ou blond vénitien plus ou moins ardent, allant jusqu'au rouge-carotte. Avec la poudre, on fait une bouillie dont on entoure les cheveux, que l'on recouvre d'un linge chaud. On garde deux à trois heures selon la teinte à obtenir.

Henné et indigo. — L'emploi des deux en poudre,

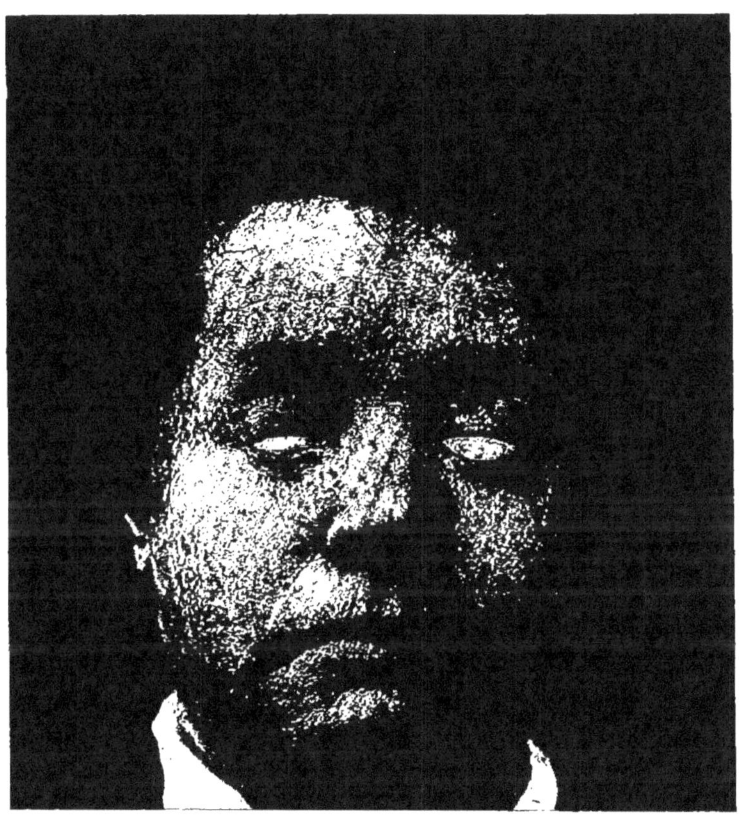

Fig. 45. — Éruption d'eczéma impétigineux (gourme suintante) et de séborrhée provoquée par un fard irritant.

soit simultanément, soit successivement, peut donner, suivant la durée d'application, jusqu'à la teinte noir-jais. La poudre d'indigo nécessite l'application d'un linge humide et chaud.

Noix de Galle (contient de l'acide pyrogallique, de

l'acide oxalique, de la nigrosine). — Elle s'emploie généralement combinée à des sels métalliques.

TEINTURES MÉTALLIQUES.

Elles sont à un ou deux liquides ; on les appelle : progressives, combinées, rastiks. Celles au plomb sont dangereuses ; celles à l'argent, au cuivre, au fer le sont beaucoup moins.

TEINTURES PROGRESSIVES.

A un liquide : à base de sels de plomb, elles nécessitent des applications répétées. En quelques semaines, après plusieurs applications, les cheveux passent par les teintes : blanc, jaune, brun roux, gris noir (Schuller).

Ces teintures ne résistent pas aux lavages et donnent des accidents analogues à ceux du saturnisme (maux de tête, tremblements, coliques, albuminurie, etc.).

Rastiks ou onguents. — Ce sont des teintures combinées imitées de l'Orient. Elles sont constituées par : 1° des sels métalliques solubles : fer, cuivre ; 2° de la noix de galle ou de l'acide pyrogallique appliqué en second lieu. Pour M. Schuller, ces teintures, dont il a pris un brevet, donneraient un beau noir et seraient inoffensives.

TEINTURES D'ANILINE.

Elles sont le plus souvent connues dans le commerce sous le nom de teintures végétales ou teintures Para ; leur base est la paraphénilène-diamine. Si on mélange un sel de cette base, au moment de l'emploi, avec de l'eau oxygénée, on a une magnifique couleur noire (Schuller). Par des mélanges complexes de dérivés d'aniline avec d'autres substances, on arrive à des teintes blondes ou vénitiennes.

Ces teintures ont occasionné, chez certains sujets, des démangeaisons, des éruptions avec gonflement, bouffissure de la face et des paupières, des maux de tête.

Il est de toute nécessité, après leur application, d'en enlever l'excès par des lavages répétés.

TEINTURES COMBINÉES.

Deux liquides donnant des cheveux bruns ou noirs.

Deux applications, premier liquide analogue au révélateur : nitrate d'argent ou sel d'argent.

Deuxième liquide analogue au fixateur, appliqué après que le premier est sec : sulfure alcalin ou acide pyrogallique.

Teintures blondes.

Vin blanc..........................	500 grammes.
Rhubarbe...........................	150 —

Faire bouillir jusqu'à réduction de moitié, passer. Pour imbiber les cheveux. Laisser sécher.

Lubin concassé......	
Buis râpé......................	
Écorce de citron................	ãã 45 grammes.
Racine de gentiane.............	
— de berberis....	
Fleurs de genêt................	
Stœchas.......................	ãã 30 —
Cardamine.....................	

Faire bouillir trente minutes à petit feu dans :

Eau...............................	1 500 gramme
Sel de nitre.....................	30 —

Pour humecter les cheveux.

(Séjour des Thons).

Teintures blondes

Eau oxygénée à 12 volumes	} āā 50 grammes.
Eau de roses...................	

Lotions deux ou trois fois par semaine. Dans l'intervalle, user de brillantine à l'huile.

Feuilles de henné pulvérisées.
Eau.

Faire une pâte qui sera appliquée pendant deux à trois heures.

Pour conserver la teinte blonde, lavage à l'infusion de thé, de camomille suisse, à l'eau ammoniacale (eau sédative ou ammoniaque, quelques gouttes dans de l'eau).

Teinture blond vénitien.

Chlorhydrate de paraphénylène-diamine..	2 grammes.
Bichromate de potasse cristallisé........	5 —
Diamidophénol pur....................	10 —
Eau distillée........................	1 litre.

Eau distillée de plantain	100 grammes.
Nitrate d'argent...................	10 —
Acétate de fer.....................	10 —
Bismuth...........................	20 —

Humecter les cheveux.

(Séjour des Thons.)

Teinture châtain clair.

Teinture végétale au henné et à la noix de galle.

Henné pulvérisé......................	50 grammes.
Noix de galle pulvérisée............	30 —
Feuilles de noyer pulvérisées........	20 —
Alcool à 90°........................	80 —
Eau distillée de rose................	100 —
Glycérine neutre à 30°..............	6 —
Essence d'Ylang-Ylang..............	0ᵍʳ,60

Passer la teinture après dégraissage ; laver ensuite avec :

Ammoniaque........................	10 grammes.
Eau................................	1 litre.

Laisser sécher et faire, s'il y a lieu, une seconde application.

Teinture végétale au noyer et henné.

A. — Teinture au henné.

Henné pulvérisé....................	50 grammes.
Eau distillée de rose...............	100 —
Alcool à 90°.......................	80 —
Eau distillée simple...............	Q. S. p. 300 centi-litres.

B. — Infusion de brou de noix.

Brou de noix concassé et laissé vingt-quatre heures à la cave.........	1 000 grammes.
Alcool à 90°.......................	1 000 —

Laisser macérer huit à quinze jours.

Mêler ensemble :

A. — Teinture au henné...................	100 grammes.
B. — Infusion de brou de noix.............	50 —

Parfum : *ad libitum*, filtrer. Pour l'usage, humecter les cheveux à
a brosse jusqu'à la teinte voulue en laissant sécher à chaque fois.

Teinture châtain foncé.

Diamidophénol.................... } āā 5 grammes.
Bichromate de potasse...........
Eau distillée..................... 1 000   --

Appliquer comme ci-dessus.

Teintures noires dites progressives.

Nº 1.

Nitrate d'argent cristallisé........... 25 grammes.
Eau distillée........................ Q.S. p. 250 grammes.

Filtrer, conserver dans un verre bleu.

Nº 2.

Sulfure de potassium.............. 30 grammes.
Eau distillée chaude............... 250   —

Filtrer, conserver dans un verre bleu.

Étendre sur les cheveux ou la barbe la solution 2, dès qu'ils sont secs; passer une brosse enduite de solution 1. Pour foncer la teinte, augmenter le nitrate d'argent à 30 grammes.

Teinture brune.

Bicarbonate de potasse cristallisé..   5 grammes.
Eau distillée....................... 1 000   —
Chlorhydrate de paraphénylène-
    diamine........................   20   —

Ne pas employer pour dégraisser l'ammoniaque ou l'eau sédative.

Teinture noire progressive.

Nº 1.

Nitrate d'argent cristallisé.......... 20 grammes.
Eau distillée....................... 180   —
Ammoniaque liquide............... 60   —
                    (Flacon en verre bleu.)

Nº 2.

Acide pyrogallique pur..... $0^{gr},50$ à   10 grammes.
Eau distillée de rose............... 190   —
Alcool a 90º....................... 50   —
                    (Flacon en verre blanc.)

Passer d'abord nº 2, puis nº 1, comme ci-dessus. On a une teinte châtain clair ou brun suivant la dose d'acide pyrogallique.

Substances colorant en brun.

Brou de noix.
Acide oxalique en solution très légère.
Nigrosine.
Thyronine.

S'emploient en solutions aqueuses à 1 p. 1 000 ou plus fortes, mélangées ou non d'alcool.

Lotions, pommades, teintures pour brunes.

Acide gallique.................... 10 grammes.
Acide acétique.................... }
Teinture de sesquichlorure de fer. } ãã 1 once.

Faire dissoudre l'acide gallique dans la teinture; ajouter l'acide acétique. Après lavage au savon, passer un peigne imbibé du mélange à partir de la racine.

Si l'on veut une teinte noire, appliquer le mélange sur la chevelure encore humide.

Si l'on veut une teinte brune, laisser sécher les cheveux auparavant.

(Lola Montez).

Eau de galle.

Huile à manger.................... 100 grammes.
Noix de galle .... 15 —

Laisser au bain-marie jusqu'à ce que les noix éclatent, ajouter alors :

Sel gris .... }
Sel gemme......................... } ãã 4 grammes.
Cire blanche...................... }
Girofle........................... 2 —
Alun pulvérisé.................... 6 —

Cuire cinq minutes, laisser reposer, conserver dans vase de verr à l'ombre.

(Séjour des Thons).

Lotion Laforest.

Vin rouge...................... 360 grammes
Sel gris....................... 4   —
Sulfate de fer................. 7   —

Cuire cinq minutes, ajouter :

Oxydule de cuivre.................. 4 grammes.

Cuire deux minutes et ajouter :

Poudre de noix de galle............ 7 grammes.

Frotter les cheveux, dessécher avec un linge chaud. Dix minutes après, lavage à l'eau tiède.

(Séjour des Thons).

Noix de galle..................... 5 grammes.
Eau............................... 150   —

Faire bouillir trente minutes, ajouter :

Sulfate de fer.................... 5 grammes.

Faire bouillir jusqu'à réduction aux deux tiers, parfumer et conserver en bouteille bouchée. S'emploie avec un pinceau.

Pommade pour brunes.

Nitrate d'argent.................. }
Crème de tartre. .... } āā   4 grammes.
Ammoniaque......................   7   —
Axonge ou saindou...............   8   —

Pour empêcher les poils de blanchir.

Vin rouge......................... 60 grammes.
Sulfate de fer.................... 1   —

Faire bouillir une minute. Lotions deux fois par semaine.

Teinture inoffensive fabriquée par M. Guillot.

1° Nettoyer la tête.
2° Badigeonner les cheveux avec un pinceau imbibé de :

Sulfate de fer pulvérisé	30 grammes.
Noix de galle pulvérisée.............	30 —
Poudre de henné...................	60 —
Eau........................	Q. S. jusqu'à

consistance de bouillie.

Chauffer au bain-marie jusqu'à 50°.

3° Laisser appliqué de vingt-cinq minutes à deux heures, suivant la teinte.

4° Laver à l'eau tiède.

Teintures noires.

Foie de soufre...	100 grammes.
Alcool à 90°.....	500 —

Teinture brune.

Foie de soufre..................	250 grammes.
Alcool à 70°....................	1 000 —

Teinture noire.

Teinture au bismuth (analogue à la teinture de Naquet).

A. — Citrate de bismuth................	50 grammes.
Alcool à 90°....	33 —
Eau de rose......................	200 —
Eau distillée......................	300 —
Ammoniaque pure................	5 —

B. — Hyposulfite de soude..............	120 grammes.
Eau distillée.....................	400 —

Dégraisser avec 5 grammes de sous-carbonate de soude (cristaux de soude) dans 1 litre d'eau.

Sécher, frictionner le matin avec A, le soir avec B.

(Cerbelaud).

Formule de « Rastik », appelé « Karsi ».

(D'après Askinson.)

Noix de galle, concassées, pulvérisées
    et grillées dans une bassine..... 200 grammes.
Eau : pour malaxer............... Q. S.

Mettre chauffer jusqu'à masse homogène ; ajouter :

Poudre de limaille de fer.......... 5 grammes.
   —   —   de cuivre....... 0^{gr},20
Musc.......................... 0^{gr},20

On obtient une pâte dont on enrobe les cheveux ; on laisse une à deux heures suivant la teinte voulue ; on lave à grande eau. Une application par semaine.

Il est bon de répéter encore que toutes les teintures à bases métalliques, dites organiques, progressives ou combinées et surtout les teintures dites végétales peuvent donner des rougeurs, de l'eczéma, ou des suppurations, cela surtout chez les prédisposés aux affections de la peau, chez les arthritiques, et souver sans cause appréciable.

Le mieux est d'user de teintures à base de henné pour les teintes blondes ; de henné et indigo pour les teintes brunes. A défaut, ce sont les rastiks composés de noix de galle, d'acide pyrogallique, de fer, cuivre ou à base de groupements phénoliques suivis de l'emploi de réducteurs sulfureux qui sont les moins dangereux.

TOILETTE DU VISAGE. — A propos de l'hygiène du visage, il en a été mentionné (t. I) les principales indications. Dans ce paragraphe, il s'agit plutôt de coquetterie que d'hygiène.

Avant d'aborder la question coquetterie et cosmétique, il y a deux points essentiels dans la toilette : l'eau et le savon.

Question de l'eau. — Faut-il employer l'eau pour la toilette ? L'employer pure ou additionnée ? Chaude, tiède ou froide ?

Si l'eau convient en général à toutes les peaux, il est cependant des exemples (tel que celui d'Adelina Patti), de personnes qui n'en usèrent jamais et eurent un teint impeccable ; cela est plus qu'une exception. La lotion, le tamponnement à l'eau sont préférables à la grande ablution, à la friction. Le tampon d'ouate doit être préféré à la serviette ou au tissu-éponge, pour les peaux délicates.

D'une façon générale, l'eau tiède convient aux bébés et aux tout jeunes enfants ; l'eau froide pendant la jeunesse, l'eau chaude dans la maturité.

L'eau froide ou tiède est préférable pour les blondes et les rousses à peau sèche ; l'eau chaude, pour les brunes et les peaux grasses.

Dès qu'une eau est impure, il faut la faire bouillir ; si elle est trop calcaire, y ajouter quelques gouttes de benjoin, d'ammoniaque, d'eaux de toilette (eau de Cologne, vinaigres de toilette, laits virginaux).

Si la peau est grasse, couperosée, sèche, dartreuse, présente des taches, ou toutes autres manifestations : ajouter à l'eau ce qui est mentionné dans ce formulaire pour chaque cas.

Question du savon. — Le savon est indiqué d'une façon générale dans tous les cas où la peau est grasse, exposée à des poussières : l'été au dehors, l'hiver dans les appartements. Le savon est nuisible aux peaux sèches, écailleuses, dartreuses, couperosées et congestives.

Le savon n'est pas indispensable chez les bébés ; il est nécessaire chez les enfants et les personnes à peau grasse. Chez les personnes à peau irritable, sèche, on le remplacera par la vaseline, la lanoline, la pâte d'amande, et de temps à autre du jus de citron, du lait, du suc de concombre, un jaune d'œuf.

Combien de lavages faut-il faire par jour ? — L'hygiène du visage comporte une toilette du matin et une du soir.

TOILETTE DU MATIN. — Elle se fait à l'eau tiède ou fraîche, en usant le moins possible de savon, en séchant puis en passant légèrement un corps gras (vaseline ou crème) si la peau est sèche ; une mixture alcaline, glycérinée ou légèrement alcoolisée si la peau est grasse.

La poudre, une fois la toilette finie, est plus indiquée sur les peaux grasses, mais elle ne doit pas rester à demeure ; il faut donc l'essuyer de suite.

TOILETTE DU SOIR. — Eau chaude et savon suivant les cas. Le nettoyage doit être le plus complet possible pour enlever la poussière et la saleté du jour. Si la peau est sèche, frotter avec un tampon d'ouate imbibé d'un corps gras, puis passer à l'eau tiède ou fraîche, dans laquelle on ajoute quelques gouttes de lait virginal ou de vinaigre de toilette. Ne rien mettre ensuite, à moins que la peau soit trop sèche ; dans ce cas, simplement vaseline ou lanoline.

Si la peau est grasse, lavage à l'eau chaude et au savon ; frotter ensuite avec un tampon imbibé d'une eau alcoolisée, ou alcaline, ou d'une eau distillée

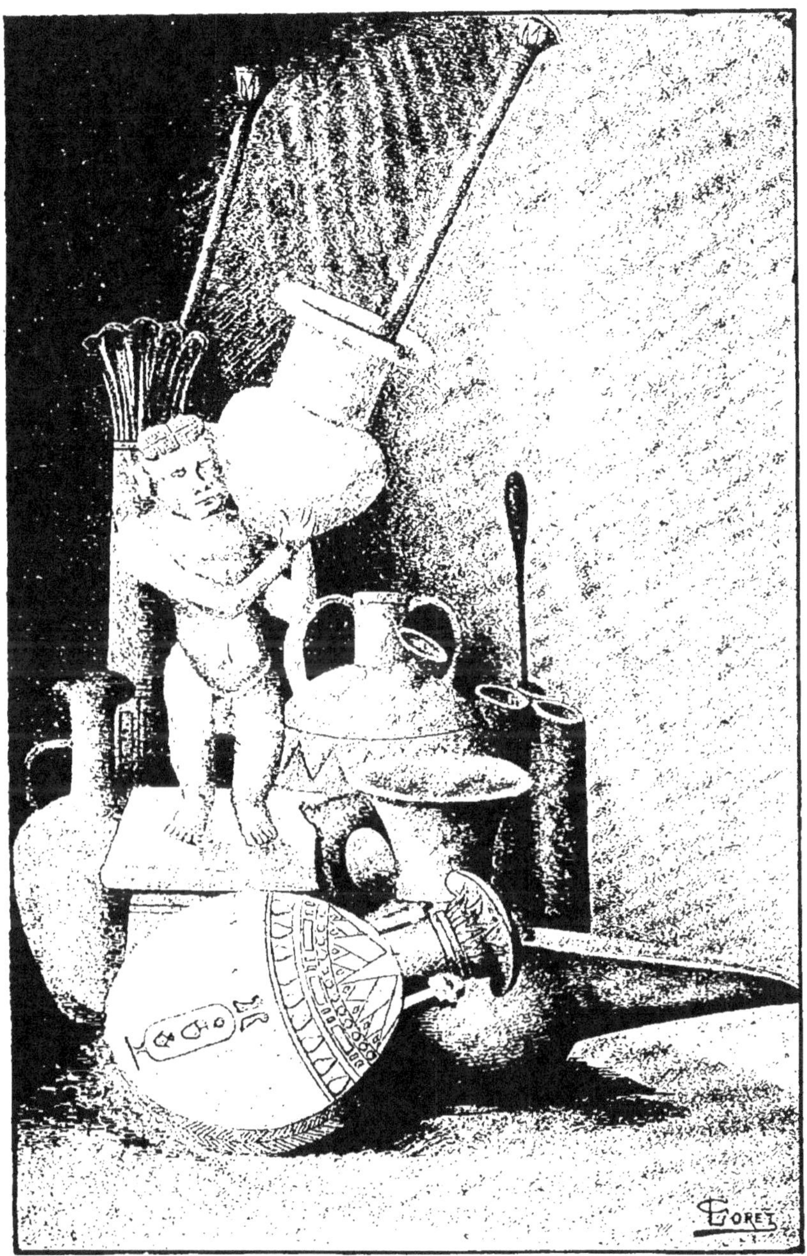

Fig. 46. — Objets de toilette des coquettes en Egypte au temps des Pharaons. Pinceaux et pots à fards (d'après Lortet, *L'Egypte au temps des Pharaons*).

aromatique (eau de rose, de fleurs d'oranger), ou d'un mélange analogue au suivant :

Eau de fleurs d'oranger .... 950 grammes.
Borate de soude................... 10   —
Glycérine pure.................... 50   —

Essuyer ensuite sans poudrer, sauf si la peau est très grasse.

Quelques recettes, conseils ou défenses pour la toilette du visage. — L'alcool, l'éther, la glycérine, l'acide acétique étant très employés dans la plupart des lotions, eaux, laits ou vinaigres, il est bon d'en connaître l'action et les indications.

L'alcool s'emploie généralement dilué. L'alcool pur est irritant pour la peau. Il est antiseptique, désinfectant et excitant. Il est à la base de la plupart des eaux de toilette, en particulier des eaux de Cologne. Employé pur, il irrite la peau.

L'éther s'emploie sous forme d'éther sulfurique, rarement seul. Il se mêle à l'eau, à l'alcool; il dissout le camphre, le soufre, l'iode, l'iodoforme, le sublimé, les corps gras, les huiles. Il anesthésie et rougit la peau, tout en aidant à dissoudre les débris de l'épiderme, les dartres et la graisse.

Le **mélange d'alcool absolu et d'éther**, à parties égales, constitue la liqueur d'Hoffmann employée comme véhicule de lotions ou cosmétiques. C'est un excitant de la peau, qui fait tomber les peaux (dartres), dissout les graisses, mais à la longue l'irrite.

La **glycérine** se dissout dans l'eau et dans l'alcool, mais elle est insoluble dans l'éther, l'essence de térébenthine, le chloroforme et les graisses.

La glycérine est chimiquement un alcool dont elle

a la même action irritante sur la peau ; ce qui fait que beaucoup de visages ne peuvent la supporter pure, tandis que, mélangée à l'eau de rose, à des eaux distillées, à l'amidon (glycérolé d'amidon), elle est tolérée et sert à incorporer beaucoup de substances utiles à la toilette.

L'acide acétique, qui est à la base de la plupart des vinaigres de toilette, est très irritant ; il se mélange à l'alcool et à l'eau. Il aide à dissoudre les débris de l'épiderme dans les dartres, mais il congestionne la peau. On le remplacera souvent par le jus de citron.

Vaselines. — Les vaselines blanches neutres de Cheesborough, souvent employées pour le nettoyage, passent pour provoquer chez certains sujets des pigmentations (en particulier chez les blondes, dont la peau brunirait sous son influence), et faire pousser du duvet. Je signale ces faits sans avoir pu les vérifier.

Nettoyages de la peau. — Pour les peaux sèches (les blondes en particulier) : linge fin enduit de vaseline neutre blanche arrosée de quelques gouttes d'eau de Cologne ; frotter doucement dans le même sens. Si la peau est dartreuse, remplacer l'eau de Cologne par quelques gouttes de lait virginal ou de liqueur d'Hoffmann ; si elle est congestive, eaux distillées ou vinaigres aromatiques.

Puis, après la toilette, crèmes grasses.

Pour les peaux grasses. — Même nettoyage, mais avec très peu de vaseline et davantage d'eau de Cologne ; ou bien lotions alcoolisées, lotions au benjoin, au borate de soude. Sécher, puis crème sèche et poudrage.

Si la peau est couperosée, boutonneuse, grasse :

1° Laver le soir à l'eau tiède;

2° Enduire ensuite le visage du mélange d'un blanc d'œuf et d'un jus de citron frais;

3° Le lendemain, lavage à l'eau chaude, 500 grammes, et bicarbonate de soude, une cuillerée à soupe.

LES RECETTES DE TOILETTE DU BIBLIOPHILE JACOB, D'APRÈS LES SECRETS DE DIANE DE POITIERS.

1° **Lavages au lait.**

2° Se frotter le soir avec un jaune d'œuf; le matin : laver à l'eau et essuyer.

3° **Lait d'amande.** — Vingt à vingt-cinq amandes pour 1 litre d'eau.

4° **Eau impériale** (pour blanchir le teint). — Elle est composée de : eau-de-vie, essence de benjoin, gomme arabique, giroflée, musc et muscades, concassés, pilés, mélangés et chauffés au bain-marie.

5° **Eaux végétales pour conserver le teint.** — Eaux : de mouron, de miel, de bouleau, de fraise.

6° **Eau adoucissante.** — Mélange de crème de lait, amandes douces et fraxinelles.

Ou bien : fraises écrasées dans du lait mélangé d'eau.

Ou bien : eau d'orge avec quelques gouttes de aume de La Mecque.

7° **Lait virginal pour effacer les rides.** — Benjoin, storax, baume de La Mecque et esprit-de-vin : mélanger.

Lotion après la toilette.

Eau de fleurs d'oranger............	950 grammes.
Glycérine neutre..................	50 —
Borate de soude...........:........	10 —

(Vaucaire).

Pour les dartres.

Camphre	0^{gr},50
Carbonate de chaux	10 grammes.
Eau	90 —

Pour tonifier la peau et contre les rides, user des mélanges :

1° Essence de citron et alcool ;

2° Glycérine et eaux distillées aromatiques ;

3° Tanin, glycérine, eau et essence.

Éviter les corps gras animaux. Les huiles végétales et les pâtes d'amande sont de bons cosmétiques.

En principe, il ne faut abuser ni des lavages répétés, ni des eaux, laits et vinaigres de toilette, et se conformer à certaines indications qui varient suivant l'état de la santé générale et celui de la peau (Voy. aux mots : **Gras, Sec, Humide, Congestion**, etc.).

Pour guider les soins de toilette, voici un questionnaire qui donnera les indications principales en se reportant aux différents chapitres du volume.

Questionnaire de coquetterie pour guider les soins de toilette.

Les soins de toilette doivent varier selon :

1° Nature du teint : Blond, châtain, brun.

2° Qualité de la peau : Normale, sèche, grasse.

3° Existence d'éruptions, manifestations de la peau : Rougeurs, couperose, taches, tannes, boutons.

4° Peau dartreuse, pelant facilement.

5° Influence des corps gras ; ce qu'ils produisent ; sont-ils bien supportés ?

6° Sous quelle forme sont-ils employés : Pommades, crèmes, glycérolés.

7° Action de l'eau : Froide, chaude, tiède.

8° Action du savon.

9° Action des eaux de toilette : Vinaigres, laits de toilette, de la glycérine.

10° Action des poudres.

11° État des fonctions : Gastro-intestinales, hépatiques, génito-urinaires ; insister sur la régularité des règles et la constipation.

12° Régime alimentaire : Animal, végétal, mixte.

13° Influence des sentiments et des sensations sur le visage.

14° Influence du système nerveux : Impressionnabilité, nervosisme.

15° Influence des parfums ; lesquels sont préférés.

16° Tenir compte de l'âge et du sexe, du genre de vie.

Quelques réponses écrites de jolies coquettes au questionnaire sur leur visage et sa toilette pouvant servir d'indications à celles qui veulent faire comme elles.

I. — Blonde, à peau sèche.

Ma toilette est simple.

Tous les jours, grand bain.

Les soins de mon visage ? Je n'en fais guère. J'ai la peau sèche, jamais je ne brille, ce serait plutôt le contraire.

Quand ma peau a l'air de faire de la farine, un peu de vaseline stérilisée.

Je me savonne au savon Vigier et rince à l'eau très chaude, additionnée d'eau de Cologne russe.

Jamais de crème ni poudre. Quand je sors : fleurs d'amidon mise avec un cygne ; le soir un peu de poudre rose (Detaille).

Jamais de corps gras sur les cheveux ; pour les conserver blonds, lavages très fréquents à l'eau contenant des cristaux de soude.

Renseignements médicaux : mignonne, personne nerveuse, colères folles parfois, curieuse de sensations nouvelles sans en éprouver d'agréments.

II. — Blonde à peau grasse.

Je suis blonde.

J'ai la peau grasse.

Je n'ai jamais eu de taches rouges sur la peau.

Ma peau ne pèle jamais.

Je n'emploie jamais de corps gras sur ma peau, car cela ne me réussit nullement.

Je n'emploie aucun vinaigre, ce qui irrite la peau.

Je me sers d'eau de Cologne, que j'additionne à l'eau de ma toilette.

Je n'emploie la glycérine que l'hiver, lorsque mes mains gerçent.

Je ne me sers pour tous les soins de ma toilette que d'eau très chaude, évitant toujours l'eau froide.

J'emploie le savon pour la figure et les mains, de préférence le savon à la violette. Je prends de la poudre de riz Roger et Gallet, parfumée à la peau d'Espagne, cette odeur étant assez pénétrante.

Je n'emploie aucune crème, voulant éviter le luisant de ma peau, la séchant au contraire avec la poudre.

Je suis très sobre, quant à la table, ne faisant que peu de cas de la bonne chère. Je rougis très facilement plutôt que je pâlis lorsque j'éprouve une sensation quelconque; je suis extrêmement nerveuse et sensible au delà de tout.

Je n'ai aucune connaissance des livres et journaux traitant de la beauté de la femme, car j'estime que ce qui est enseigné dans ces traités est fort onéreux et de peu d'utilité. Les soins hygiéniques constants et les plus naturels me semblent les meilleurs.

III. — Châtaine tirant sur le blond roux, peau normale.

Êtes-vous brune, blonde, châtaine ?

Je dois être, je crois, plutôt châtaine, mais avec des mèches d'un blond roux, ceci (quoi que prétendent les mauvaises langues) nullement dû aux propriétés de l'eau oxygénée. Lesdites mèches, au soleil ou à la grande lumière, me font paraître plus blonde que je ne le suis réellement, d'où discussions entre certaines personnes me connaissant, les unes prétendant que je suis brune, d'autres blonde. Laissons discuter ces braves personnes (ça les occupera si elles n'ont rien de mieux à faire) et prenons un juste milieu en disant que je suis châtaine.

Passons maintenant à la seconde question : Avez-vous la peau sèche ou grasse ?

Mon Dieu, je ne me suis jamais aperçue qu'elle fût plus particulièrement l'une ou l'autre : c'est peut-être parce qu'elle est exactement les deux à la fois. Deux forces égales et directement opposées se détruisent, m'a-t-on appris autrefois ; ça doit être le cas en ce qui concerne l'enveloppe de mon individu.

Je n'ai donc la peau ni sèche ni grasse, ou plutôt elle est les deux à la fois.

Quant aux deux questions suivantes : Vient-il sur la peau des taches rouges et la peau pèle-t-elle quelquefois ? avec quelle joie je réponds que jamais encore je n'ai eu à subir cet inconvénient. Et ce que j'en suis heureuse !

Mais, à chaque manifestation de ce genre, j'aurais été malade de frayeur à l'idée que je pouvais être atteinte d'une de ces multiples affections de la peau, le triomphe des docteurs. Et si je professe, de loin, pour les membres de la Faculté, la plus profonde admiration, je préfère ne pas avoir à ajouter à cette admiration une reconnaissance au moins aussi profonde pour les soins, superlativement savants, auxquels je devrais ma guérison.

En ce qui concerne toutes les questions suivantes : Quels soins faites-vous ? — Les corps gras vous réussissent-ils ? — Les vinaigres vous irritent-il ? — L'eau de Cologne ou les alcoolats vous font-ils de même ? — Même question pour la glycérine. — Comment procédez-vous pour la toilette : eau chaude, eau froide ? l'une après l'autre ? — Faites-vous usage de savon : quel savon ? de poudre : quelle poudre ? de crème (Simon ou autres) ? de glycérolés ? — En ce qui concerne toutes ces questions, dis-je, le plus simple est de décrire ma toilette de chaque jour du commencement à la fin.

Je commence d'abord par adopter le costume primitif, lancé alors que Paquin n'existait pas encore, par notre brave mère Ève, c'est le seul moyen d'agir rapidement ; la première impression, surtout en hiver, est peut-être désagréable, mais c'est si vite passé et on opère tellement plus rapidement. Ensuite de l'eau tiède sur la figure et les yeux, séchage immédiat, et je passe sur tout le visage une très mince couche de crème Simon (de vaseline même au besoin), oh ! mais très peu, juste ce qu'il faut pour permettre à la poudre de riz d'adhérer après la figure sans toucher directement sur la peau. Comme poudre, simplement de la poudre blanche, très peu parfumée (Duvet de Ninon). Ensuite sur tout le corps de l'eau froide, en toute saison, et du savon au lait de son, tout simplement. J'ai pour les savons parfumés la plus profonde horreur. Et puis un petit peu de frottement sur les pieds avec la pierre ponce. Sur tout le corps, une légère friction avec un gant de crin, pas trop dur, une autre légère friction d'eau de Cologne. Voilà qui est fait. Je passe sur certains détails de toilette plus intimes. Les soins de ce côté doivent être, je pense, les mêmes pour toutes les femmes, c'est-à-dire le plus minutieux possible.

Jamais je n'emploie de vinaigre de toilette, non plus de glycérolés, et j'en ignore absolument l'effet sur ma peau. Pour les mains, l'eau à peine tiède, la pierre ponce et un citron, en plus, tout l'attirail spécial aux ongles; mais c'est une question toute particulière. Quand on n'a pas recours à une manucure, on peut teinter (à peine) les ongles à la roséine, les faire briller au polissoir, puis les tailler; l'effet est assez réussi.

En opérant de cette façon, la toilette est terminée, je ne dirai pas en un clin d'œil — mais en deux clins d'œil, c'est-à-dire très vite. Et puis, si on a un petit peu froid pour commencer, on se sent tellement bien réchauffée après, et quand il fait beau au printemps, par exemple (coquin de printemps!), on se sent des désirs fous à faire à pied des chapelets de kilomètres.

Pour la question suivante : Aimez-vous la bonne chère? — elle sera tout de suite résolue. Non, je ne suis pas gourmande, oh! pas du tout. Je mange peu, et n'importe quoi. Que le couvert soit bien mis, les plats bien présentés, quelques fleurs sur la nappe, le reste m'indiffère. Pourtant je dois avouer une préférence détestable et digne d'un trottin, pour le vinaigre, un peu forcé, surtout dans les salades, j'adore cela.

Et maintenant : Quelles influences ont sur la peau

les sentiments et les sensations ? Êtes-vous nerveuse, sensible, froide? Ça, c'est un peu indiscret ; enfin, tant pis pour ce que je répondrai. D'abord cette question se rapporte-t-elle simplement à la vie mondaine ou à la vie intime, ou aux deux ? C'est que les cas sont très différents. Dans la vie mondaine, c'est-à dire dans mes rapports sociaux de chaque jour, les sentiments et les sensations ne me font guère d'effet sur la peau, mais que, par exemple, la pointe d'une moustache se promène par mégarde sur mon cou (ou ailleurs). Oh ! alors, c'est différent, mais chut !

Quant à être nerveuse, je le suis parfois quand il va faire de l'orage ou si quelqu'un m'a bien agacée, mais ça ne dure pas longtemps ; mais je le suis plutôt quand je suis obligée de me trouver avec des têtes qui ne me reviennent pas ; mais c'est plutôt rare, parce que, quand les gens ne me plaisent pas, je m'arrange pour ne pas les voir. Autrement il paraît que j'ai le sourire aimable ; ça, ce n'est pas de ma faute, et je n'ai rien fait pour cela. Tout le mérite en revient aux auteurs de mes jours.

Maintenant sensible, mon Dieu, je suis plutôt accessible à la pitié ; je m'apitoie sincèrement sur les gens malheureux, et je m'afflige vraiment d'un ennui pour les gens que j'aime bien.

Mais de là à être une bonne sœur de charité, une bonne âme, oh ! non, l'égoïsme et la rosserie (hélas !) sont des qualités trop à la mode pour que je les néglige !

Dans la vie tout à fait intime, dame, c'est autre chose. Certains médecins prétendent que l'amour est une maladie. Si c'est vrai, il faut véritablement que je sois un bon terrain et que le microbe de l'amour se plaise chez moi ; selon le précepte de l'Évangile, il a dû même croître et multiplier, et je dois avoir des microbes de l'amour par milliers dans tous les coins et recoins de mon individu.

Tant pis si ce que j'ai dit est inconvenant. La faute en est à la personne qui a posé cette question à double sens. Et puis on est franche ou on ne l'est pas, et j'ai le défaut de l'être terriblement.

S'il y a des livres ou journaux traitant de la beauté du visage ? Oui, certainement, il y en a et même des foultitudes, mais je n'en saurais indiquer précisément aucun titre, pour l'excellente raison que je ne m'en sers jamais.

Pour les instituts de beauté ou autres et les renseignements possibles sur l'art de se soigner le visage et de le rendre agréable, je ne pourrais non plus répondre exactement.

Des instituts de beauté, il y en a certainement, mais font-ils œuvre utile. Arrivera-t-on jamais à rendre jolie une figure désagréable, et pourra-t-on jamais, même à l'aide de la science, réparer des ans l'irréparable outrage ?

IV. — Châtaine à peau sèche.

Êtes-vous brune, blonde ou châtaine ?

Je suis châtaine ; j'ai plutôt la peau sèche avec tendance à peler ; j'ai essayé sans succès le cold-cream et la glycérine ; la vaseline seule m'a donné un bon résultat ; je ne me sers jamais de vinaigre de toilette ni d'eau de Cologne pour les soins du visage. L'eau un peu chaude me réussit, je crois, le mieux ; j'ai abandonné complètement l'eau froide, qui me faisait rougir la peau ; je me sers de savon au son sans parfum et très peu pour la figure.

Comme poudre, je préfère la blanche de chez Lubin, parce que son parfum est peu accentué et que je la trouve plus adhérente que les autres (Roger et Gallet, Pivert, etc.).

Aimez-vous la bonne chère ? — Non, si c'est aimer les plats confortables, si recherchés soient-ils ; je n'ai un faible que pour les crèmes et autres petits accessoires légers.

Il paraît que le mauvais état de la peau a souvent pour cause un ébranlement moral ; ce doit être mon cas. Je suis très nerveuse, très sensible et pas froide assurément.

Je ne connais pas de livres ou journaux traitant utilement de la beauté ; tous font de la réclame la base de leurs conseils ; *Le journal de la beauté* me paraît être le meilleur et le mieux documenté.

V. — Châtaine à peau grasse.

Je suis châtaine, j'ai la peau grasse, et voici ce qui me réussit le mieux, après avoir essayé plusieurs traitements : le soir, au moment de me coucher, je me lave avec de l'eau chaude, une éponge en caoutchouc et du savon Vigier au beurre de cacao. Je fais aussi un grand lavage très savonneux, puis je change l'eau de la cuvette, et je me rince très abondamment, changeant l'eau une troisième fois. Ensuite je me lotionne la figure avec de l'eau chaude saturée de borax, les yeux surtout, que j'ai très sensibles et dans lesquels je fais pénétrer l'eau boratée ; puis je laisse sécher sans essuyer ; quelquefois, au lieu de borax, je me sers d'une eau appelée eau de Hongrie, préparée par M. Detaille. Cette eau à base de citron resserre les pores.

Le matin, je me nettoie la peau, en été avec un coton imbibé de liqueur Hoffmann, en hiver de baume Automobile, encore une préparation excellente de Detaille. Lorsque mon coton reste propre après avoir frotté l'épiderme, j'étends avec la main quelques gouttes de baume que je fais pénétrer dans la peau jusqu'à ce qu'elle soit à peine humide ; puis je me mets de la poudre Detaille à l'aide d'une houppe de cygne. Je ne me suis jamais servie de vinaigre, mon médecin me l'ayant déconseillé, de même que la glycérine, qui jaunit la peau énormément.

Mon estomac, qui est délicat, influe beaucoup sur mon teint, et, si je ne veux pas avoir de boutons et de rougeurs, voici le régime que je suis : le matin au petit déjeuner, de la Revalescière ou une bouillie quelconque ; à déjeuner : poissons, œufs très frais, viande faite rôtie ou grillée, purée de pommes de terre (les autres féculents me faisant mal) et légumes verts (je mange toujours plusieurs légumes), riz au lait cuit au four, fruits cuits.

Pour dîner, je ne mange qu'une bouillie et un peu de purée ; je bois de l'eau en mangeant. Le café, le vin, le cidre, etc., le bouillon, les crudités, les viandes bouillies ou pas faites, telles que le veau, les coquillages, me font mal. Le thé également me fait mal à l'estomac et me donne des boutons à la figure.

Le froid a encore une mauvaise influence sur mon estomac et ma peau ; mon teint est beaucoup mieux l'été que l'hiver. Les sentiments et les sensations ont encore une grosse influence sur mon estomac d'abord et mon teint ensuite. Presque chaque jour il me faut de plus prendre un lavage d'intestin avec un bock contenant 1 litre d'eau très chaude.

VI. — Brune à peau sèche.

La nuit, sur mes cheveux, a répandu sa couleur.

La brise en passant a séché mon épiderme, qui ne redoute point l'apparition des taches rouges.

Dans sa fureur, la bise hivernale gerce le visage imprudent qui ose la braver; mais celui-ci se défend contre les atteintes par un remède fort simple ; la main enduite de savon frotte doucement la partie gercée, puis humectée d'eau tiède, pour en détacher les parcelles de peau. Rinçage puis application de crème de fraises Guerlain très calmante, et le voilà prêt à affronter de nouveau les rigoureux frimas.

Les corps gras ne lui réussissent guère.

Le vinaigre et les alcoolats donnent de mauvais résultats.

La glycérine jaunissante et perforante est énergiquement prohibée.

Pour la toilette, l'eau tiède rafraîchit comme une rosée bienfaisante et donne une exquise sensation de bien-être.

Le savon Raspail est employé avec succès pour les peaux délicates et sèches; il adoucit sans laisser de traces huileuses.

Afin de faire tenir la poudre (Pivert), une légère onction d'un mélange de vaseline et d'amidon.

La bonne chère n'est qu'une cinquième roue au carrosse.

Une grande joie donne de l'éclat au teint ; la sensation du froid, par exemple, le jaunit.

Nerveuse et sensible.

Il me serait impossible de donner des renseignements sur les instituts de beauté, n'en ayant jamais fréquenté !

VII. — Brune à peau grasse.

Taches rouges, parfois (ceci rien trouvé pour éviter) peau pâle sous l'influence du vent, du froid, des fards. Le soir avant coucher : toilette, lavage eau chaude, enduit peau du visage : lanoline et vaseline parties égales (la peau traitée ainsi chaque soir ne pèle plus).

Inconvénient corps gras rendant peau brillante.

Jamais de vinaigre : dessèche et brûle par trop, alcoolats réussissent bien mieux : de préférence eau de Cologne. Pas de glycérine, affreuse pour rendre (plus grasse que tout) la peau huileuse. Toilette : lever : frictions au gant de crin, tub chaud, frictions à nouveau à l'eau de Cologne ; gymnastique suédoise (traité spécial) qui garde au corps, à la taille surtout, une souplesse incontestable et active la circulation. Après soins hygiéniques, injection couchée eau très chaude, deux fois par semaine, une cuillerée à bouche par litre : vinaigre de Pennès, excellent et agréable, supprimant toute odeur, tout écoulement. Après soins du corps utiles pour le teint, revient au visage, chevelure. Eau toujours très chaude, peau grasse, besoin de savon (savon au lait de coco) très doux, très mousseux, sans acide. Rinçage soigné toujours eau chaude, essuyage sans frottement, jamais eau froide avant ou après. Après rinçage, quelques gouttes d'eau de Cologne sur débarbouilloire. Après crème Floréine en très petite quantité, servant à masser en même temps, efface ou empêche les rides.

Poudre : la précédente crème retient la poudre, poudre compacte de Dorin : n'a pas l'inconvénient de se mettre en tas par endroits, poudre mise avec ouate hydrophile dans le cabinet de toilette, et en ville, avec houppette de laine.

Très à recommander : fréquents lavages d'intestin ; laxatif chaque semaine. Printemps et automne, énergique dépuratif.

Lèvres faites au rouge ont besoin de soins aussi : nuit mettre beurre de cacao ou simple pommade rosat (Bons Secours très bonne).

Dents faites chaque matin poudre venant du Dr Chevallereau, excellente, rafermissant gencives et blanchissant les dents :

Chlorate de potasse porphyrisé......	15 grammes.
Craie préparée...............	10 —
Poudre de quinquina	10 —
— de cachou...............	10 —
— de tanin...............	1 —
Crème de menthe...............	I goutte.

Éviter congestion du nez : pulvériser dans les narines : aristol. Pas l'amour de la bonne chère ; se prive de thé, café, vins, liqueurs, boit de l'eau ; rien de tel pour teint frais ; évite pâtisserie.

Les sentiments sur le teint : pas de colère, pas de tourments, pas de préoccupations : le teint rougit et jaunit après ou il vient des rides. Les sensations sont excellentes pour le teint : sur le moment non, enlaidissement, congestionnée, mais après pâlit délicatement, cerne un peu les yeux, les rend plus brillants, plus voluptueux ; teint se brouille après abstinence prolongée, toujours très nerveuse (très amoureuse parfois), très froide d'autres : dépend du partenaire. Même restant « glaçon », l'amour embellit le teint.

Comme livres : *La beauté de la femme du Dr Monin.*

Chevelure brune : employer pour éviter cheveux gras très laids : légèrement eau de Cologne. Pour assouplir, eau de Cologne séchant et raidissant : brillantine « glacée » solidifiée et mise légèrement avec une brosse. — Brosser cheveux avant peignage. Faire natte lâche pour la nuit. Éviter le plus possible fer chaud : terrible ; teinture au henné pas mauvaise. Eau oxygénée : terrible, casse tous les cheveux, les rend morts.

Pour toute la toilette une heure et demie.

VIII. — Blonde vénitienne ou mieux brune à reflets roux doré.

Cher docteur : je vous adresse ma petite recette pour ce qu'elle vaut ; soyez indulgent pour un confrère un peu novice, et croyez à ses meilleurs sentiments.

Ne jamais se servir de savon pour le visage ; le matin, se débarbouiller à l'eau froide, puis sécher la figure avec un linge très sec, je dis sécher à dessein ; ne pas essuyer, mais sécher par compression du linge sur la face. Prendre ensuite de la ouate hydrophile imbibée d'eau de rose, la passer sur la figure, puis vaseliner (vaseline Cheesborough) avec cette même ouate passée légèrement sur la peau ; sécher votre figure toujours sans frotter, de façon à laisser un soupçon de vaseline et que votre peau reste légèrement humide.

Puis poudrez-vous avec une poudre de riz très fine et d'excellente qualité. La poudre Lélu et la poudre Detaille sont très recommandables et n'abîment pas la peau.

Si vous désirez rehausser le teint de votre visage, faites une application très légère de l'inoffensive rosa-line (Robert's) avant de vous poudrer. Vous donnerez à votre teint un aspect de fraîcheur merveilleuse et un relief incomparable à l'éclat de vos yeux.

Pour blanchir la peau, se servir une ou deux fois par semaine de la lotion suivante :

Eau de rose....................... ⎫
Lait d'amandes épais............. ⎬ āā 200 grammes.
Teinture de benjoin..............   20   —

l'appliquer après lavage de la figure à l'eau froide, laisser sécher à l'air environ un quart d'heure ; ensuite appliquer vaseline et eau de rose comme in-diqué plus haut.

Le soir, se nettoyer la figure avec de l'eau de rose et ne faire aucune application, de façon à laisser fonction-ner librement tous les pores de la peau pendant le sommeil.

Il est utile, de temps à autre, de se fouetter légère-ment la figure avec un gant de toilette imbibé d'eau froide ; cela vivifie les tissus et active la circulation.

Recommander au pharmacien d'éviter de mettre des excès de glycérine dans l'eau de rose. La glycérine jaunit quelquefois la peau, surtout auprès des yeux.

VELOUTINES. — Voy. **Poudres.**

VERRUES. — Les verrues du visage sont généralement ou des verrues planes, assez nombreuses, peu visibles, survenant généralement chez les enfants, ou des taches brunâtres plus ou moins saillantes, fréquentes

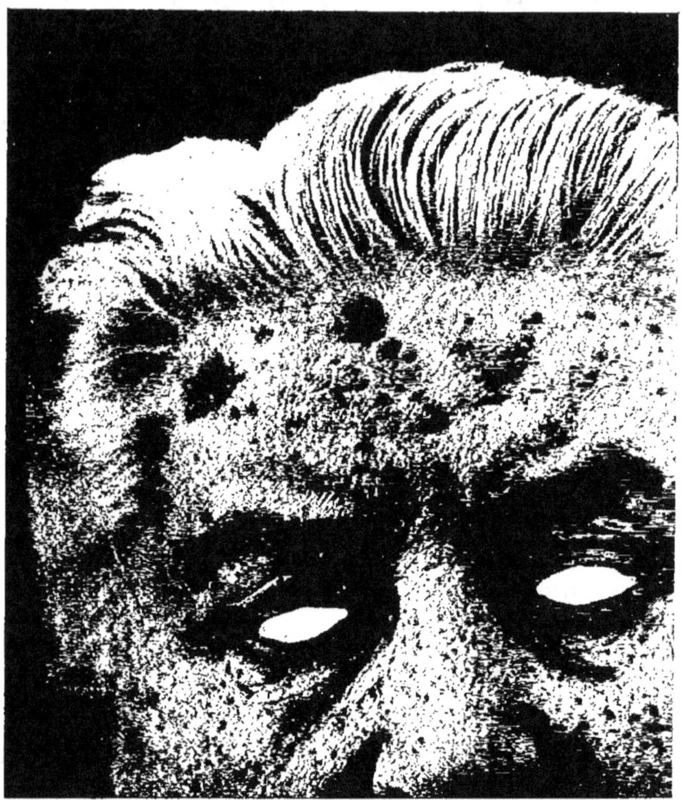

Fig. 47. — Verrues et taches dites séniles se transformant chez certains sujets en cancers de la peau.

chez les personnes âgées. Leur traitement est d'ordre médical. Certaines verrues de la peau, à partir de la quarantaine, peuvent se transformer en petits épithéliomas ou cancers superficiels de la peau, qu'il ne faut pas irriter par des traitements mal dirigés ou écorcher. Sous ces influences, ils s'élargissent, s'ulcèrent et gagnent en profondeur. Le mieux, dès leur apparition, est de consulter pour le meilleur traitement à suivre. Voici la recette indiquée par un journal de beauté : 1° Appliquer du savon noir étendu sur une bandelette pendant la nuit ; le matin, laver à l'eau chaude, puis saupoudrer de :

```
Amidon.............................  100 grammes.
Acide salicylique..................   4    —
```

Enlever en raclant avec un couteau les parties épaissies et recommencer jusqu'à guérison.

On emploie également pendant la nuit la pâte :

```
Fleurs de soufre...................  20 grammes.
Glycérine..........................  50    —
Acide acétique pur ................  10    —
```

Pour le traitement des verrues, voyez *Formulaire pharmacologique* : électrolyse, radiothérapie, radiumthérapie, etc., etc.

En dehors des verrues, certaines peaux sont sujettes à des productions saillantes appelées grains de beauté, papillomes, molluscums, kystes épidermiques, dont le traitement cosmétique est impossible. Ces productions nécessitent des traitements médico-chirurgicaux et électriques combinés et variables nécessitant beaucoup de temps et de patience.

VINAIGRES. — Préparations à base de vinaigre de vin ou d'acide acétique.

Les vinaigres ont une action irritante, caustique, excitante et antiseptique. Ils activent la circulation et font disparaître les desquamations. Ils sont donc indiqués quand la peau pèle (séborrhée sèche). Mélangés à des essences, leur pouvoir antiseptique et excitant est augmenté (action sur les boutons d'acné, sur la couperose). Unis aux alcoolats, ils dissolvent les graisses (action sur la peau grasse et dans les séborrhées grasses).

Les vinaigres doivent être employés très coupés d'eau, à cause de leur action caustique. Ils ne conviennent pas aux peaux fines, irritables. En général, n'en mettre que quelques gouttes, une cuillerée à café dans trois quarts à 1 litre d'eau pour la toilette.

Vinaigres aromatiques.

Teinture de benjoin vanillée	10 grammes.
Acide acétique cristallisé............	50 —
Eau de Cologne extra...............	940 —
	(Cavailhès).

Vinaigre de vin.....................	1 litre.
Fleurs de sureau.....................	2 têtes
Pétales de rose......................	2 poignées.
Œillets rouges odorants...............	1 —

Faire macérer trois mois.

(Paquot).

Vinaigre de lavande.

Eau de rose......................	50 grammes.
Alcoolat de lavande...............	100 —
Vinaigre d'Orléans................	150 —
	(J. de B.)

Vinaigre de Bully.

Vinaigre rosat.................. } āā 100 grammes.
Alcoolé de lavande.............. }
   —   de jasmin.............. } āā 30   —
   —   de bergamote........... }
Teinture d'ambre gris.......... } āā 10   —
   —   de musc.............. }

(J. de B.).

Vinaigre rosat ou tout autre vinaigre de fleurs sèches.
Pétales sèches de roses rouges...... 100 grammes.
Vinaigre d'Orléans................ 1 litre.

Infuser huit jours en agitant ; passer en pressant ; laisser reposer huit jours, filtrer.

(Staffe).

Vinaigre de fleurs fraîches.

Vinaigre d'Orléans.............. 1 litre.
Roses de Provins............... } āā 50 grammes.
Roses cent-feuilles............. }
Fleurs de jasmin............... 20   —
   —   de reine des prés......... } āā 25   —
   —   de mélilot.............. }
Feuilles de verveine........... 20   —

Infuser un mois.

(Staffe).

Eau de Lubin.

Alcool à 85°.................... 850 grammes.
Benjoin........................ 94   —
Vinaigre aromatique anglais........ 31   —
Baume du Pérou.................. 31   —
Essence de Néroli................ 2   —
Beurre de muscade.............. 1   —

(Monin).

Vinaigre antiseptique (Pennès).

Acide salicylique....................	10 grammes.
Acide acétique cristallisé............	100 —
Essence d'eucalyptus.................	5 —
Eau de Cologne ordinaire.............	885 —

(Pennès).

Vinaigre de vin...................	1 litre.
Roses de Provins.................	200 grammes.
Fleurs de jasmin.................	
Feuilles de verveine...,.........	ãã 50 —
Menthol.................	

Infuser un mois.

(Paquot).

Vin aromatique.

Romarin.......................	
Sauge........................	
Menthe.......................	ãã 20 grammes.
Rue des jardins................	
Sommités sèches d'absinthe......	20 —
Noix de muscade...............	
Écorce de cannelle.............	ãã 2^{gr},50
Clous de girofle...............	

Infuser quinze jours dans :

Alcool à 90°..................... 250 grammes.

Ajouter :

Vinaigre de vin................. .... 1 000 grammes.

Et filtrer.

(J. de B.).

Lait virginal.

Poudre de benjoin...................	50 grammes.
Alcool à 90°.....................	500 —
Vinaigre d'Orléans...............	500 —

Quinze jours de macération, agiter, filtrer au papier.

Bien mélanger le benjoin avec une petite quantité d'alcool et vinaigre, puis ajouter le reste.

(Staffe).

Vinaigre antiputride aromatique de Bully.

Eau........................... 7 000 grammes.
Alcool à 85°..................... 3 500 —
Essence de bergamote...........⎱
—   de citron..............⎰ ãã 30 —
—   de Portugal............ 12 —
—   de romarin............. 23 —
—   de lavande............⎱
—   de Néroli..............⎰ ãã 4 —
Alcoolat de mélisse............. 500 —

Mêler, agiter, puis vingt-quatre heures après ajouter :

Teinture de benjoin.............⎫
—   de tolu...............⎬ ãã 60 grammes.
—   de styrax.............⎪
—   de giroflée...........⎭

Agiter, puis ajouter :

Vinaigre distillé................ 2 000 —

Après douze heures, ajouter :

Vinaigre radical................. 90 —
(Monin).

Vinaigre antiseptique.

(Pennès).

Acide salicylique...............⎱
Acétate d'alumine...............⎰ ãã 30 grammes.
Alcoolé d'eucalyptus ....⎫
—   de verveine...........⎪
—   de lavande............⎬ ãã 100 —
—   de benjoin............⎪
Acide acétique..................⎭
(Monin).

Vinaigre de toilette.

Vinaigre rosat.................. 100 grammes.
Alcoolé de lavande.............⎫
—   de jasmin.............⎬ 30 —
—   de bergamote..........⎭
Teinture d'ambre gris...........⎱
—   de musc...............⎰ ãã 10 —
(Monin).

D'après le Dr Monin, il ne faut pas employer les vinaigres aromatiques avec du savon. Il se ferait ainsi des acides gras, très irritants pour la peau, d'où rougeurs, dartres, desquamations consécutives.

Le meilleur est, après le lavage au savon, de rincer à l'eau tiède ou chaude, puis de mettre quelques gouttes de vinaigre dans de l'eau à peine tiède, fraîche ou froide, et de lotionner.

XÉRODERMIE. — Voy. **Épaississement de la peau et Ichtyose** (t. IV).

YEUX. — Les yeux sont souvent malades par propagation de maladies du visage ou par eux-mêmes dans leurs différentes parties. Les maladies de la conjonctive, de l'iris et du fond de l'œil relèvent du domaine de l'oculiste.

Souvent les maux de tête et les fatigues de l'œil, les sensations de battements dépendent d'un trouble d'accommodation : myopie, presbytie, etc., et nécessitent le port de verres (binocles ou lunettes). Les paralysies des pupilles ou des paupières sont du domaine de l'oculiste et de la médecine générale et dépendent souvent de maladies nerveuses.

Il est dangereux d'user de belladone ou d'atropine pour augmenter l'éclat des yeux et agrandir les pupilles.

Blépharites. — Bord des paupières rouge, épaissi, gonflé avec croûtes ou sécrétions, collant et fermant les yeux le matin, avec démangeaisons.

Lavages à l'eau bouillie chaude, eau de camomille, eau boriquée, eau de rose et de plantin, eau de cerfeuil, eau de laitue, eau de mélilot.

Lotion.

Eau de rose.......................... 100 grammes.
Acide borique..................... 10 —

Quelques gouttes dans de l'eau chaude.

(J. de B.).

Lotion.

Eau distillée de camomille....... 30 grammes.
Acétate de plomb liquide.........
Alcool camphré................. } $\tilde{a}\tilde{a}$ 8 —
Sulfate de zinc.................. 2 —

Quelques gouttes à une cuillerée à café dans un demi-litre d'eau chaude.

(Debay).

Lotion.

Sulfate de zinc..................... 0^{gr},20
Hydrolat de bluet................. 100 grammes.
(A. J.).

Hydrolat de bluet.

Fleurs de bluet avec leur calice...... 60 grammes.

Broyer, macérer pendant vingt-quatre heures dans :

Eau............................... 1 litre.

Distiller à feu de sable modéré.

Collyre.

Borate de soude.................. 1 gramme.
Mucilage de coing................. 10 grammes.
Hydrolat de laurier-cerise.......... 5 —
Eau distillée..................... 100 —

Étendre de trois fois le volume d'eau distillée
Instiller deux fois par jour III à IV gouttes.

(Vaucaire).

Contre inflammation (soleil, poussières).

Eau distillée......................	470 grammes.
Alcoolat de lavande................	15 —
— de mélisse................	15 —
Oxycyanure d'hydrargyre..........	0^{gr},10

(J. de B.).

Pommade.

Baume de La Mecque...............	5 grammes.
Alun pur...........................	2 —
Tanin pur..........................	0^{gr},75
Huile d'olive......................	45 grammes.

Sur bord des paupières, le soir.

(De Régla).

Pommade, rougeur du bord des paupières.

Axonge.............................	4 grammes.
Précipité blanc.....................	0^{gr},50
Baume de tolu.......................	0^{gr},15

(A. J.).

Pommade.

Tanin..............................	1 gramme.
Vaseline...........................	10 —

Contre la laxité des paupières.

Tanin..............................	1 gramme.
Sulfate d'alumine potassique.........	3 —
Borate de soude.....................	2 —
Axonge pour parfumer..............	20 —
Essence de bergamote..............	—

(J. de B.).

Lotion.

Eau de rose........................	50 grammes.
Alcoolat de vulnéraire..............	2 —

(A. J.).

Lotion.

Ichtyol..........................	30 grammes.
Eau distillée......................	70 —
Teinture de quillaya..............	Q. S. pour émulsionner

quelques gouttes dans de l'eau chaude.

(O. Martin).

Blépharite ulcéreuse.

Oxycyanure de mercure............	$0^{gr},05$
Chlorure de sodium...............	$0^{gr},50$
Eau bouillie.....................	300 grammes.

Lotions tièdes matin et soir, pendant dix minutes avec de la ouate.

(O. Martin).

Lotion tonique.

Eau distillée de rose...............	350 grammes.
Hydrolat de bluet..................	60 —
Eau distillée de plantain............	45 —
Hydrolat de mélilot................	55 —
Camphre brut.....................	$0^{gr},50$
Chlorhydrate d'ammoniaque........	$^{gr},50$
Sulfate de zinc....................	$0^{gr},10$
Borate de soude...................	6 grammes.
Parfum (essence alcoolique) à volonté.	

(J. de B.).

Pommade.

Lanoline........................	ãã	1 gramme.
Eau.............................		
Vaseline.........................		8 grammes.
Aristol..........................		$0^{gr},25$
Chlorhydrate de cocaïne..........		$0^{gr},20$

Pour mettre sur le bord des paupières.

(J. de B.).

Contre croûtes ; après cataplasmes de fécule, appliquer :

Vaseline	12 grammes.
Huile d'amandes douces	1 —
Oxyde de zinc	$0^{gr},10$
Sous-acétate de plomb	$0^{gr},10$
Teinture de benjoin	X gouttes.

(J. de B.).

Contre rougeurs.

Acide gallique	$0^{gr},50$
Essence de lavande	V gouttes.
Huile de ricin	3 grammes.
Vaseline	5 —

(J. de B.).

Rougeurs des paupières.

Oxyde jaune d'hydrargyre	$0^{gr},10$
Sous-acétate liquide de plomb	1 gramme
Huile d'amandes douces	3 grammes.
Axonge ou vaseline	10 —

(Vaucaire).

Pommade.

Oxyde rouge de mercure	$\bar{a}\bar{a}$ 1 gramme.
Acétate de plomb cristallisé	
Camphre pulvérisé	10 —
Vaseline	18 —

(De Lusi).

Pommade.

Ichtyol	$0^{gr},50$ à 1 gramme.
Vaseline	20 —

(O. Martin).

Croûtes.

Oxyde de zinc	$0^{gr},05$
Sous-acétate de plomb	$0^{gr},05$
Huile d'amandes douces	$0^{gr},50$
Vaseline	6 grammes.
Teinture de benjoin	V gouttes.

(Vaucaire).

Blépharite chronique.

```
Oxyde jaune de mercure..... 0ᵍʳ,05 à    0ᵍʳ,20
Vaseline.............................   10 grammes.
                                (O. Martin).
```

Blépharite chronique.

```
Précipité blanc.....................    1 gramme.
Oxyde de zinc.......................    2     —
Acétate neutre de plomb.............    0ᵍʳ,25
Vaseline boriquée ..................   20 grammes.
                                (O. Martin).
```

Chassie ou lipitude. — Sécrétion blanche formant des croûtes agglutinant les paupières au réveil, avec souvent démangeaisons et chute des cils (Voy. **Blépharite** et **Conjonctivite**).

Cernés (Yeux). — Cercle noir sur les paupières résultant de fatigues, de veilles, de troubles utéro-ovariens.

Certains sujets à peau brune ont les paupières brunes, pigmentées à l'état constant.

Pour diminuer ou faire disparaître la teinte brune : lavages chauds, applications matin et soir de compresses trempées dans l'eau chaude additionnée d'eau blanche en petite quantité.

Appliquer également :

```
Eau distillée......................    1 000 grammes.
Sommités de romarin ...............      30    —
```

Laisser macérer huit jours, passer et ajouter :

```
Eau de rose ou de lavande....... )
Eau-de-vie...................... }  ãã 30 grammes.
```

Cils. — Les cils tombent fréquemment à la suite de fatigues oculaires (travail de couture fine ou lectures prolongées), d'inflammation du bord des paupières ou des glandes, de blépharite.

Les lavages à l'eau très chaude constituent un excellent préventif et curatif.

Dans les cas intenses, épilation, puis cautérisation au nitrate d'argent.

Contre chute et inflammation.

Lotions à l'acide salicylique à 1 p. 2 000 ; badigeonner ensuite le bord des paupières avec :

Acide gallique.....................	1 gramme.
Huile de ricin.....................	4 —
Vaseline..........................	10 —
Essence de lavande...............	VI gouttes.

(A. J.).

Chute des cils.

Thé infusé.......................	100 grammes.
Sulfate de quinine................	1 —

En lotions.

(J. de B.).

Pommade.

Cold-cream..............	10 grammes.
Naphtol β.............	
Salol...........................	$\tilde{a}\tilde{a}$ 0^{gr},01
Iodol...........................	

Mettre le soir.

(J. de B.).

Onctions avec :

Alcool à 75°........................	1^{gr},50
Teinture de cantharides.............	V gouttes.
Résorcine.........................	0^{gr},05
Ichtyol..........................	0^{gr},10
Pétro-vaseline.....................	7^{gr},50
Nitrate de pilocarpine...............	0^{gr},10

(J. de B.).

Vaseline............................ 5 grammes
Acide borique...................... 0gr,20

Vaseline...........................
Lanoline........................... } ãã 2gr,50
Oxyde de zinc..................... 0gr,02

Vaseline........................... 5 grammes.
Précipité jaune................... 0gr,05

Deux fois par jour.

(J. de B.).

Chute des cils.

Eau de rose.....................
Liqueur de Van Swieten......... } ãã 60 grammes.
Hydrate de chloral.............. 8 —
Nitrate de pilocarpine.......... 1 —

Lotions pendant huit jours, puis tous les deux jours pendant trois semaines.

(J. de B.).

Lavages avec une décoction de feuilles de noyer deux fois par semaine.

Lotion.

Eau distillée.................... 490 grammes.
Alcoolat de romarin............
— d'arnica.............. } ãã 5 —
Bichlorure d'hydrargyre......... 0gr,20

Pour épaissir, fortifier, redresser les cils : épiler ceux qui poussent de travers.

Pommade.

Cire vierge...................... 100 grammes.
Axonge.......................... 125 —
Noir de fumée................... 125 —

Pour frotter les cils avec une brosse imbibée de cette pommade légèremen chauffée.

(Tramar).

Huile de fenugrec................... 0ᵍʳ,50
  —   de sésame,................... 9ᵍʳ,50
  —   de ricin...................... 10 grammes.
Nitrate de pilocarpine.... 2   —
Eucaïne........................... 0ᵍʳ,75
Acide gallique.................... 0ᵍʳ,25

(J. de B.).

Fards pour les cils.

Cire vierge.................... 50 grammes.
Noir de fumée.................. } ãã 60 .   —
Axonge........................

(A. J.).

Pommade.

Huile de vaseline.................. 5 grammes.
  —   de ricin.................... 4   —
Teinture de cantharides............. X gouttes.
Nitrate de pilocarpine.............. 0ᵍʳ,20

(J. de B.).

Lanoline...................... } ãã 2 grammes.
Eau distillée...................
Vaseline........................... 8 grammes.
Précipité jaune ou oxycyanure d'hy-
    drargyre........................ 0ᵍʳ,10

(J. de B.).

Lotion tonique.

Eau de Cologne.................... 60 grammes.
Teinture de capsicum............... 10   —
Nitrate de pilocarpine.............. 0ᵍʳ,25

(J. de B.).

Kohol.

Cire blanche...................... 12ᵍʳ,50
Huile d'olive...................... 30 grammes.
Charbon de peuplier............... 6   —

(A. J.).

Les fards et pommades se mettent en petite quantité avec une petite brosse en relevant les cils de bas en haut pour la paupière supérieure et de haut en bas pour l'inférieure (Voy. **Maquillage**).

Conjonctivite. — Voyez également pour le traitement les formules du *Larmoiement*, page 307. Rougeur des yeux et de la face interne des paupières. Cette affection est d'origine externe, nasale ou interne.

D'origine externe, elle est le plus souvent consécutive à de l'infection, gourme, eczéma, suppurations diverses, à la pénétration de poussières, à l'influence de l'air, de la fatigue oculaire.

D'origine nasale, elle accompagne ou suit les rhumes de cerveau.

D'origine interne, elle est un signe précurseur de la rougeole, se montre dans de nombreuses maladies où l'état général est mauvais; elle est fréquente chez les débilités, les lymphatiques, les scrofuleux.

La conjonctivite s'accompagne souvent de blépharite, de kératite, d'iritis ; elle comporte un traitement externe et l'intervention de l'oculiste.

Lotion.

Sulfate de zinc	0^{gr},60
Eau de rose	125 grammes.
	(De Lusi).

Borate de soude	8 grammes.
Eau distillée	200 —
	(de Lusi).

Eau de rose......................	}	āā 200 grammes.
Infusion de myrte..............		
Eau de bluet....................	}	āā 100 —
Eau de plantain................		
Miel...........................		35 —

Laisser reposer et filtrer, en lotion.

(A. J.).

Lotion.

Eau distillée de rose..............	480 grammes.
Alcoolat d'arnica...............	15 —
Teinture de safran................	5 —
Chlorhydrate d'ammoniaque.......	0^{gr},25
Borate de soude....	2^{gr},50
Sulfate de zinc....................	0^{gr},50

(J. de B.).

Dans les conjonctivites, on utilise souvent les **collyres**, dont on verse, avec un compte-gouttes, d'une à quelques gouttes dans l'œil; la tête est préalablement renversée, les paupières écartées avec deux doigts de la main gauche. On ferme et on ouvre à plusieurs reprises les paupières.

Collyre.

Eau distillée......................	10 grammes.
Chlorhydrate de cocaïne...........	0^{gr},20
Adrénaline à 1 p. 1000.............	0^{gr},02

Une à deux gouttes dans l'œil.

(J. de B.).

Collyre.

Chlorhydrate de cocaïne		0^{gr},05
Sulfate de zinc............. 0^{gr},03 à		0^{gr},05
Eau distillée......................		10 grammes.

Trois gouttes matin et soir.

(O. Martin).

Collyre.

Borate de soude....................	4 gramme.
Acide borique.....................	2 —
Chlorhydrate de cocaïne............	$0^{gr},30$
Eau de rose.......................	30 centilitres.
Eau distillée......................	120 grammes.

Instiller quatre gouttes plusieurs fois par jour.

(O. Martin).

Acétate neutre de plomb cristallisé...	$0^{gr},04$
Eau distillée......................	10 grammes.

Instiller trois gouttes quatre fois par jour.

(O. Martin)

Collyre.

Chlorure de zinc....................	$0^{gr},01$
Eau distillée stérilisée..............	5 grammes.

Deux gouttes trois fois par jour.

Collyre.

Sulfate de cuivre...................	$0^{gr},10$
Laudanum de Sydenham.............	X gouttes.
Eau distillée......................	20 grammes.

Deux gouttes en instillation matin et soir.

(O. Martin).

Collyre.

Laudanum de Sydenham	V à	X gouttes.
Sulfate de zinc...............	$0^{gr},05$ à	$0^{gr},10$
Eau distillée......................		10 grammes.

Trois gouttes deux à quatre fois par jour.

(O. Martin).

Pommade.

Vaseline..........................	10 grammes.
Aristol............................	$0^{gr},25$

Eczéma. — Voy. tome IV.

Gonflement des paupières. — Accompagne souvent les maladies des paupières, les blépharites, les conjonctivites (Voy. *Ophtalmie*, t. IV).

Aux paupières inférieures peut être un symptôme d'albuminurie. Le gonflement dont il est question ici est surtout le résultat de fatigues oculaires : travaux, veilles, de chagrins et de pleurs.

Application de compresses chaudes : astringentes ou antiseptiques; massage dans les cas chroniques.

Solution astringente.

Eau distillée de rose...............	125 grammes.
Alun pur.......................	5 —

Pommade.

Huile de vaseline............... }	
— de ricin............... } āā	5 grammes.
Tanin pur.....................	0ᵍʳ,50
Acide gallique.................	0ᵍʳ,50
Extrait de violette.............	1 goutte.
	(A. J.).

Lotion.

Eau de bourrache................	100 grammes.
Sulfate d'alumine...............	10 —

Quelques gouttes dans de l'eau froide.

(J. de B.).

Pommade.

Poudre d'écorce de grenade..........	5 grammes.
Alun.........................	4 —
Turbith minéral................	1 —
Axonge benzoïnée...............	30 —
	(J. de B.).

Larmoiement. — L'écoulement des larmes peut être la conséquence d'une obstruction des conduits lacrymaux. Il est fréquent en hiver ; il se produit sous l'influence des corps étrangers ou d'une irritation des yeux : conjonctive et paupières surtout.

Pour le prévenir et le guérir, lavages très chauds : simples ou astringents (eau blanche de 5 à 20 grammes dans un bol d'eau).

Lotion.

Eau distillée de bluet...............	200 grammes.
Alcool de Montpellier..............	20 —
Hydrolat de laurier-cerise..........	10 —
Acide borique pur................	8 —

Une cuillerée à soupe dans autant d'eau chaude. Pour bassiner trois à quatre fois par jour.

(Monin).

Collyre.

Hydrolat de rose....................	10 grammes.
Sulfate de zinc,....................	0^{gr},05

Instiller une à deux gouttes.

(J. de B.).

Collyre.

Eau distillée de rose...............	10 grammes.
Sulfate double d'alumine et de potasse.	0^{gr},05

Une à deux gouttes en instillation.

Pommade.

Lanoline........................	} ãã 10 grammes.
Axonge..........................	
Extrait aqueux de belladone.....	} ãã 0,^{gr} 50
— — d'aconit.........	

A employer sur l'angle interne de l'œil à très petite dose.

(De Régla).

Lotion.

Eau distillée de rose...............	} āā 250 grammes.
— — de plantain.........	
Alun pur	1 —
Acide salicylique...............	0ᵍʳ,10
Sulfate de zinc..................	0ᵍʳ,75

A employer chaud.

(J. de B.).

Lotion.

Eau distillée de rose.............	280 grammes.
Hydrolat de plantain.............	220 —
Borate de soude.................	} āā 10 —
Acide borique...................	
Chlorhydrate d'ammoniaque......	1 —
Teinture de safran.............	10 —

(J. de B.).

———

Poudre d'aloès...................	1 pincée.
Eau.............................	150 grammes.

Décocter pendant trois minutes : pour lotions.

———

Pommade.

Lanoline.......................	} āā 2 grammes.
Eau...........................	
Vaseline.......................	10 —
Chlorhydrate de cocaïne.........	0ᵍʳ,25
Aristol........................	0ᵍʳ,20
Iodol..........................	0ᵍʳ,05
Dermatol......................	0ᵍʳ,02

(J. de B.)

Orgeolet (compère Loriot). — Petit bouton blanc sur le bord des paupières accompagne souvent la blépharite. C'est un petit furoncle des paupières, extrêmement douloureux, et se reproduisant par séries successives.

Essayer l'avortement avec un attouchement prudent à la teinture d'iode.

Lotion.

Eau distillée......................	500 grammes.
Oxycyanure d'hydrargyre...........	0^{gr},25

Pommade.

Huile de vaseline...............
Huile d'amandes douces .... } ãã 50 grammes.

(De Lusi).

Lotion.

Eau distillée de plantain........	500 grammes.
Bicarbonate de soude...........	Une cuillerée à café.
Eau de Cologne................	V à XV gouttes.

Pommade.

Vaseline blanche...............
Huile de bouleau............... } ãã 10 grammes.
Précipité blanc................ 10 —

(Monin).

Paupières. — Voy. **Blépharite, Conjonctivite, Cils, Orgeolet.**

Rougeur. — Voy. mêmes articles.

Sécheresse et séborrhée. — Voy. **Sourcils** et articles généraux sur la séborrhée.

Sourcils. — Les mêmes indications que pour les cils, la barbe ou les cheveux. En prenant garde, dans les applications, à la sensibilité des paupières et au voisinage de l'œil.

Chute des sourcils et sourcils clairsemés.

Brossage avec la solution :

Alcool à 80°......................	10 grammes.
Eau boriquée......................	100 —
Essence de violette................	X gouttes.

(De Lusi).

Alcool à 90°......................	100 grammes.
Teinture de quinquina.............	5 —

Sourcils gras.

Eau de rose......................	100 grammes.
Acide acétique...................	ãã 12 —
Teinture de cantharides..........	
Essence de violette..............	25 —
Lotion irritante.	

Friction.

Teinture de romarin.............	10 grammes.
— de cantharides..........	2 —
Alcoolat de Fioravanti...........	ãã 100 —
Alcool camphré..................	

(Vaucaire).

Sourcils secs avec pellicules.

Pétro-vaseline liquide................	5 grammes.
Acide borique.......................	0gr,05

Vaseline..........................	ãã 5 grammes.
Lanoline..........................	
Soufre lavé.......................	1 —
Huile d'amandes douces.............	20 —

Extrait de feuilles de noyer......	ãã 2 grammes.
— — de ratanhia...	
Pilocarpine.......................	0gr,30
Axonge parfumée...................	20 grammes.

(J. de B.).

Glycérine...................... 25 grammes.
Alcool .... } āā 10   —
Eau de rose......................

(A. J.).

Sourcils gras.

Glycérine.............. .... } āā 10 grammes.
Teinture de quinquina............

(A. J.).

____

Badigeonnage deux fois la semaine avec :

Chloroforme........................ 6 grammes.
Teinture d'iode...................... 4   —

(Vaucaire).

Pellicules.

Moelle de bœuf................... ..... 25 grammes.
Huile d'amandes douces 15   —
Fleur de soufre...................... 2   —

____

Vaseline........................ 60 grammes.
Extrait mou de quinquina........... 4   —
Teinture de cannelle................. 10   —
Essence de bergamote.............. 2   —

(A. J.).

Pellicules.

Acide salicylique .... $0^{gr},50$
Oxyde de zinc .... } āā 1 gramme.
Amidon.........................
Vaseline....................... 20   —

(Vaucaire).

____

Eau de rose........................ 50 grammes.
Eau de Cologne...................... 10   —
Carbonate de soude.................. 5   —
Saponine............................ 1   —

____

Eau de menthe...................... 125 grammes.
Glycérine pure...................... 15   —
Chlorate de potasse................. $0^{gr},50$

Eczéma des sourcils et cils.

Emplâtre de plomb............ } ãã 5 grammes.
Huile de ricin.................
Baume du Pérou 0ᵍʳ,50

(J. de B.).

Pour noircir les sourcils : fards et teintures.

Pommade.

Nitrate d'argent................ 1 gramme.
Extrait de feuilles de noyer....... 2 —
Axonge........................ } ãã 10 —
Vaseline......................
Essence de bergamote........... X gouttes.

Pour passer légèrement avec de la ouate.

(J. de B.).

Cire blanche..................... 12ᵍʳ,50
Huile d'olive..................... 30 grammes.
Charbon de peuplier................. 6 —

Bâton d'encre de Chine............ 8 grammes.
Eau de rose....................... 100 —

Triturer, mélanger, faire fondre et filtrer au tamis de soie.

(Vaucaire).

Zona ophtalmique. — Voy. tome IV.

TABLE DES MATIÈRES

ORLÉANS, IMP. H. TEISSIER.

Memento de massage, par le Dr SOMEN. 1916, 1 vol. in-18 de 72 pages avec 37 planches. . . . .   2 fr. 50
Memento de Mécanothérapie, par le Dr SOMEN. 1916, 1 vol in-18 de 80 pages, avec 36 figures. . . . .   2 fr. 50
Guide de rééducation physique, par le Dr GUILBERT. 1916, 1 vol. in-18   3 fr. »
Anthropologie, Hygiène individuelle, Education physique, par R. ANTHONY, E. DUPRÉ, G. BROUARDEL, P. RIBIERRE, M. BOULAY, V. MORAX, P. LAFEUILLE. 1906, 1 vol. gr. in-8 de 300 pages, avec 38 figures. . . . .   7 fr.   »
Hygiène du Visage, Cosmétiques, Esthétique, Massage, par P. GASTOU. *Nouvelle édition*. 1923, 1 vol. in-16 de 70 pages avec 14 figures. . . . .   3 fr.   »
Hygiène de la Toilette, par DEGOIX. 1891, 1 vol. in-16 de 160 pages.   2 fr. 50
Hygiène des gens du monde, par A. DONNÉ. 2e *édition*. 1 vol in-16.   4 fr. 50
Hygiène du Célibat, par B. DESMONS. 1901, 1 vol. in-16 de 134 p. . .   4 fr. 50
Hygiène de l'Esprit, par P. MAX SIMON. 1881, vol. in-18. . . . .   2 fr. 50
Hygiène de l'Esprit, par RÉVEILLÉ-PARISE. 1880, 1 vol. in-16 de 435 pages. . . . .   4 fr. 50
Hygiène de l'Ame, par FEUCHTERSLEBEN. Préface du Dr HUCHARD, de l'Académie de Médecine. 1912, 1 vol. in-18 de 351 pages. . . . .   4 fr. 50
Hygiène des Familles, par A. CORIVEAUD. 1890, 1 vol. in-16 de 332 p.   4 fr. 50
Hygiène du Cabinet de travail, par A. RIANT. 1883, 1 vol. in-16. . . .   3 fr.   »
Maladies et Médicaments à la mode, par le Dr DEGOIX. 1890. . 1 vol. in-16 de 214 pages. . . . .   2 fr. 50
Manuel du Pédicure, par GALOPEAU. 1878, 1 vol. in-32. . . . .   2 fr. 50
Les Préjugés en médecine et en hygiène, par le Dr BRÉMOND. 1892, 1 vol. in-16 de 160 pages. . . . .   2 fr. 50
Le Massage, par le Dr Georges BERNE, ancien interne-lauréat des hôpitaux de Paris. 6e *édition*. 1922, 1 vol. in-18 de 414 pages, avec 151 figures   10 fr. »
Kinésithérapie, Massage, Mobilisation, Gymnastique, par DAGRON, DUCROQUET, NAGEOTTE-WILBOUCHEWITCH, CAUTRU et BOURCART. 1909, 1 vol. in-8 de 550 pages, avec 220 figures. . . . .   14 fr.   »
Le Massage thérapeutique de l'abdomen, par SALIGNAT. 1905, 1 vol. in-18 de 278 pages, avec 21 figures. . . . .   4 fr.   »
La Migraine. Traitement par le massage, par NORSTROM. 1904, 1 vol. in-16 de 150 pages. . . . .   2 fr. 50
Action physiologique du massage, par NORSTROM. 1909, in-8, 23 p.   1 fr. 50
Maladies des articulations et leur traitement par le massage, par NORSTROM, 1909, in-8, 24 pages. . . . .   1 fr. 50
Traitement des Raideurs articulaires au moyen de la rectification forcée du massage, par G. NORSTROM. 1887, 1 vol. in-8. . . . .   4 fr. 50
Kinésithérapie gynécologique, par ROMANO, 1895, 1 vol. gr. in-8. .   6 fr.   »
Anatomie artistique du corps humain, par E. CUYER et FAU, 6e *édition*, 1920, 1 vol. in-8 de 208 pages, avec 41 figures et 17 planches. Fig. noires   10 fr. »
— Le même, figures coloriées. . . . .   20 fr. »
Mécanothérapie, Rééducation, Sports, Méthode de Bier, Hydrothérapie, par FRAIKIN, GRENIER DE CARDENAL, CONSTENSOUX, TISSIÉ, DELAGENIÈRE, PARISET. 1909, 1 vol. in-8 de 404 pages, avec 114 figures. . . . . . .   9 fr.   »
La Pratique des exercices physiques. Gymnastique, jeux et sports, par Henri HŒNIG, professeur de gymnastique des Lycées et Collèges de Paris. 1910, 1 vol. in-18 de 336 pages, avec 215 figures. . . . .   7 fr. 50
Les Exercices du corps, par E. COUVREUR, chef des travaux de physiologie à la faculté de Lyon. 1 vol. in-16 de 341 pages, avec 78 figures. . .   4 fr. 50
La Gymnastique à la maison, à la Chambre et au Jardin, par ANGERSTEIN et ECKLER. 1892, 1 vol. in-16 de 152 pages, avec 55 figures. . . . . .   2 fr. 50
La Gymnastique des Demoiselles, par ANGERSTEIN et ECKLER, 1892, 1 vol. in-16 de 168 pages, avec 55 figures. . . . .   2 fr. 50

Ajouter 10 % pour frais de port.

Manuel du Coiffeur-Parfumeur, par FERVILLE. 1 910,1 vol. in-16 de 92 pages
.... 2 fr. 50

Histoire des Parfums, poudres, vinaigres, dentifrices, fards, teintures, cosmétiques, etc., par S. PIESSE. 1905, 1 vol. in-16 de 352 pages, avec 72 figures
.... 7 fr. 50

Manuel de Parfumerie, par J. LAZENNEC, professeur à l'Institut de Chimie appliquée. 1922, 1 vol. in-18 de 281 pages, avec 83 figures, cartonné
.... 8 fr. »

La Gymnastique, par COLLINEAU, 1884, 1 vol. de 824 pages, avec 136 figures
.... 12 fr. »

Comment devenir fort, par J. DE LERNE. 2ᵉ *édition*. 1904, 1 vol. in-18 de 276 pages.................................... 4 fr. 50

Le Surmenage intellectuel et les exercices physiques, par RIANT. 1888, 1 vol. in-16 de 312 pages.................................... 4 fr. 50

Le Mouvement et les Exercices physiques, par L.-E. DUPUY. Préface par le Dʳ DASTRE, professeur à la Faculté des Sciences de Paris. 1893, 1 vol. in-8 de 344 pages, avec 139 figures.................... 6 fr. »

Leçons progressives de Gymnastique appliquée, par L. ANDRIEU. 1886, in-18. .... 2 fr. 50

Hygiène alimentaire, par les Dʳ J. ROUGET et Ch. DOPTER, professeurs agrégés au Val-de-Grâce. 1906. 1 vol. gr. in-8 de 319 pages.... 7 fr. »

Régimes alimentaires, par le Dʳ Marcel LABBÉ, professeur agrégé à la Faculté de médecine de Paris, médecin des hôpitaux. 2ᵉ *édition*. 1 vol. in-8 de 585 pages, avec 41 figures. .... 16 fr. »

Principes de Diététique moderne, par Henri LABBÉ, chef de Laboratoire à la Faculté de médecine de Paris, 1904, 1 vol. in-18 de 334 pages.. 4 fr. 50

Menus et recettes de Cuisine diététique, par le Dʳ LEGRAND. 1911, 1 vol. in-8. .... 7 fr. »

Comment choisir ses Aliments pour établir son menu, par A. BALLAND. 1909, 1 vol. in-18 de 300 pages .... 4 fr. 50

Hygiène de la Table, par DEGOIX, 1892. 1 vol. in-16 de 160 pages.. 2 fr. 50

Mémoires d'un Estomac, écrits par lui-même, par C.-H. GROS. 4ᵉ *édition*. 1888, 1 vol. in-16 de 186 pages.......................... 2 fr. 50

Le Régime de Pythagore, d'après le Dʳ CECCHI. **De la Sobriété**, conseils pour vivre longtemps, par L. CORNARO. **Le Moyen de vivre plus de cent ans dans une parfaite santé**, par L. LESSIUS. 1891, 1 vol. in-18 de 243 pages avec 5 planches.................................... 4 fr. 50

Maladies de la peau, par E. GAUCHER, professeur à la Faculté de Médecine de Paris, médecin de l'hôpital Saint-Louis. 1919. 4ᵉ *tirage*, 1 vol. gr. in-8 de 580 pages, avec 253 figures. .... 16 fr. »

Diagnostic et traitement des maladies de la Peau, par le Dʳ BARBE, chef de Laboratoire à l'hôpital Saint-Antoine. Préface du professeur GAUCHER, 1901, 1 vol. in-16 de 332 pages. .... 6 fr. »

La Pratique dermatologique syphiligraphique dans les hôpitaux de Paris, par P. LEFERT. 1902, 1 vol. in-18 de 280 p.................... 5 fr. »

Radiumthérapie. Traitement des Cancers, Chéloïdes, Nævi, Lupus, Prurits, Névrodermites, Eczémas, par les Dʳˢ L. WICKHAM et DEGRAIS. 2ᵉ *édition*, 1912, 1 vol. gr. in-8 de 350 pages, avec 72 figures et 20 planches coloriées.
.... 20 fr. »

Traitement des Dermatoses par le Radium, par le Dʳ MASOTTI. Préface de M. DANLOS. 1910, 1 vol. in-16 de 94 pages, avec 44 figures..... 3 fr. »

Hygiène de la Peau et du Cuir chevelu, par les Dʳˢ J. NICOLAS et A. JAMBON. 2ᵉ *édition*, 1920, 1 vol. in-16 de 96 pages. .... 3 fr. »

Les Maladies du cuir chevelu, par le Dʳ P. GASTOU, chef du Laboratoire à l'hôpital Saint-Louis. 3ᵉ *édition*. 1917, 1 vol. in-16 de 96 pages, avec 19 figures. .... 2 fr. 50

Ajouter 10 % pour frais de port.